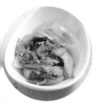

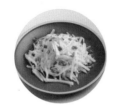
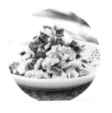
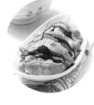

悦然食光
YUERAN SHIGUANG

U0217070

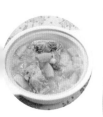
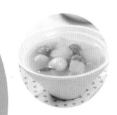

春 吃鲜
夏 吃味
秋 吃韵
冬 吃藏

二十四节气 养生食谱

ERSHISI JIEQI YANGSHENG SHIPU

主编
中国中医科学院教授、博士生导师
中央电视台《百家讲坛》特邀专家
—— 杨力

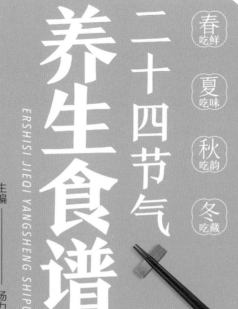

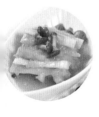
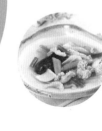

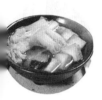
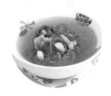
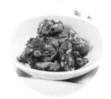
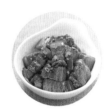

中国纺织出版社有限公司

图书在版编目（CIP）数据

悦然食光：二十四节气养生食谱 / 杨力主编 . -- 北京：中国纺织出版社有限公司，2020.3（2025.5重印）

ISBN 978-7-5180-6319-2

Ⅰ . ①悦… Ⅱ. ①杨… Ⅲ. ①二十四节气-关系-养生（中医）②食物养生-食谱 Ⅳ. ①R212②TS972.161

中国版本图书馆 CIP 数据核字（2019）第 118720 号

策划编辑：樊雅莉　　责任校对：楼旭红
责任设计：杨　丹　　责任印制：王艳丽

中国纺织出版社有限公司出版发行
地址：北京市朝阳区百子湾东里 A407 号楼　邮政编码：100124
销售电话：010 － 67004422　传真：010 － 87155801
http://www.c-textilep.com
E-mail:faxing@c-textilep.com
中国纺织出版社天猫旗舰店
官方微博 http://weibo.com/2119887771
天津千鹤文化传播有限公司印刷　各地新华书店经销
2020 年 3 月第 1 版　　2025 年 5 月第 9 次印刷
开本：710×1000　1 / 16　印张：12
字数：133 千字　　定价：49.80 元

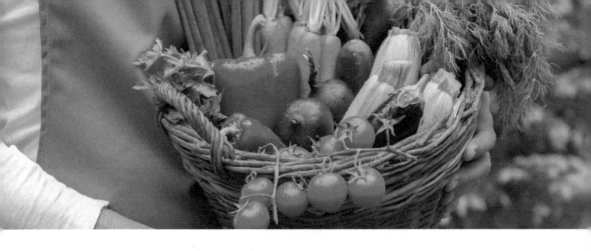

　　"民以食为天"，我们每天都在跟"吃"打交道，吃不仅仅是为了维持生命活动，更是为了养生。那么，怎么吃才是健康的养生之道呢？

　　孔子曰："不时，不食。"就是说，人们的饮食要顺应节气而食，违背顺时规律就会影响健康。大自然有春生、夏长、秋收、冬藏的规律，四时阴阳的变化，是万物生命的根本，"顺乎自然""天人合一"才能与万物一样，在生、长、收、藏的生命过程中运动发展。《黄帝内经》中说："阴阳四时者，万物之始终也，死生之本也，逆之灾害生，从之则苛疾不起，是谓得道。"可见，古人早已总结出养生的根本：顺应大自然的节气变化规律安排饮食，才不会让疾病有可乘之机。

　　简单说就是，不管是天上飞的、地上跑的，还是土里长的，凡是能走上家庭餐桌的，都是大自然筛选后留给我们的最适宜的食材。到什么节气吃什么食材，这才是健康养生之道。

　　本书以二十四节气为时间线，告诉你每个节气的养生重点是什么，选什么应季菜更适合，依着节气时令慢慢过、慢慢感知，才有味道。所以本书介绍的饮食既科学又美味。希望本书以"适时而食，不时不食"为原则制订的四季健康餐单，能呵护您和家人的健康。这是一本很好的健康养生书，特向广大读者推荐。

　　最后，祝全中国人健康长寿 100 岁！

2019 年 5 月于北京

目
CONTENTS
录

扫一扫，看视频

春
吃鲜

4

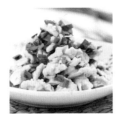
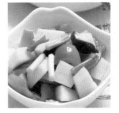
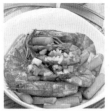
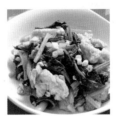
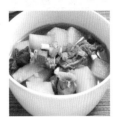

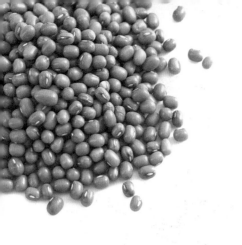

夏 吃味

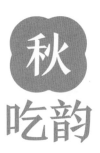

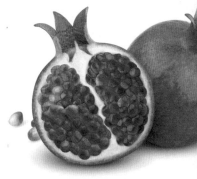

秋
吃韵

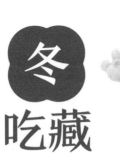
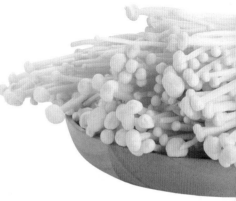

冬
吃藏

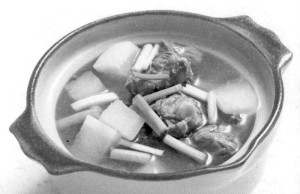

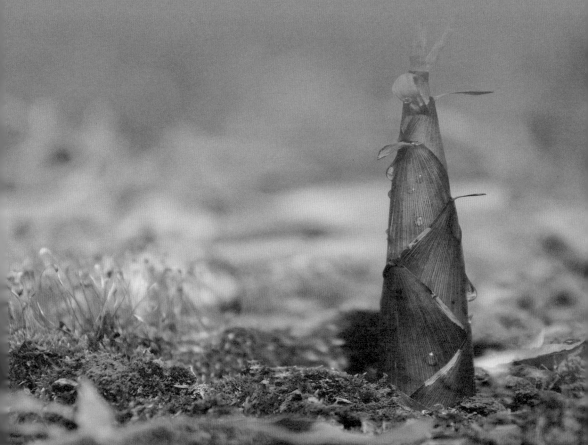

春

吃鲜

春雨惊春清谷天，
养阳升发正当时。

立春

适当吃辣，少吃酸

扫一扫，看视频

每年的 2 月 3 日、4 日或 5 日立春。

立春气候：立春时大风低温仍是盛行的主要天气，真正的春天还未来临，但是立春后有明显的气温回升过程。

立春三候：一候，东风解冻；二候，蛰虫始振；三候，鱼陟负冰。

立春养肝正当时

春季以养肝为主，饮食应增加辛温的食物，少吃酸味食物，多食用绿色蔬菜，如韭菜、香菜、荠菜等，以助阳气提升。而春季最常见的升发性食物莫过于芽菜，常见的有豆芽、香椿芽，春天可多食用这些嫩芽蔬菜，帮助人体阳气的升发。

补充维生素、矿物质，以抗病毒

古谚语说："百草回芽，旧病萌发。"可见立春后疾病多发，要注意防病，如肺炎、肝炎、过敏性哮喘、心肌梗死等。

饮食上应摄取足够的维生素和矿物质，以抗病毒，如芥蓝、西蓝花、柠檬等；胡萝卜、菠菜等富含维生素 A，韭菜中的胡萝卜素进入人体也可转化为维生素 A，具有保护和增强上呼吸道黏膜和呼吸器官上皮细胞功能的作用。

养生提醒

《黄帝内经》说："春三月，此谓发陈，天地俱生，万物以荣，夜卧早起，广步于庭，被发缓形，以使志生，生而勿杀，予而勿夺，赏而勿罚，此春气之应，养生之道也。逆之则伤肝……"立春后，自然界生机勃勃，人们应顺应自然界生机勃发之景，早睡早起，适量运动，以舒畅身体，条达情志。

香菜 立春香菜，辛温健脾

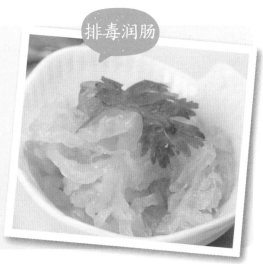

性味归经： 性温，味辛，归肺、胃经
功　　效： 健胃消食，发汗透疹，利尿通便，祛风解毒
不宜人群： 患风热感冒者忌食

春季食香菜可散寒、健脾

顺应春季阳气升发的特点，适合多吃一些温热属性、可以发汗散寒的食材，香菜就是辛温食材，能健胃消食，利尿通便，发汗透疹，消食下气，适用于预防感冒、消化不良等。做菜时放入香菜既能去除腥膻味，还可刺激消化液分泌，增进食欲。

辟一切不正之气

《本草纲目》曰："胡荽（即香菜），辛温香窜，内通心脾、外达四肢，能辟一切不正之气。"所以，香菜可解毒透疹、祛散风寒。用香菜煎汤水服下，可以发表解寒，对风寒感冒有一定的食疗功效。

若出疹痘，可以用香菜泡酒擦拭患处，或者煮水趁热熏鼻，有助于加速疹痘发出，如果疹痘已长出就不要用了。

排毒润肠

香菜拌蜇皮

材料 · 海蜇皮150克，香菜段5克。
调料 · 陈醋、蒜末、盐、香油各适量。
做法
1. 海蜇皮洗净后切丝。
2. 取盘，放入海蜇皮和香菜段，加入陈醋、蒜末、盐和香油，拌匀即可。

春吃鲜

葱

**正月食生葱，
面上起春风**

性味归经：性温、味辛，归肺、胃经
功　　效：健脾开胃，增进食欲，发汗抑菌，防癌
不宜人群：胃肠道疾病患者、体虚者及眼疾患者不宜多食

吃葱可以祛邪扶正

新春是阳气散发、阴气内敛的季节，此季节吃葱有助于人体阳气的生发，去旧布新，祛邪扶正。同时，葱还能够发汗解毒，可用于伤风感冒、身热无汗、疮痈肿痛等的食疗。正如俗语中所说："正月食生葱，面上起春风。"

吃葱缓解春困

葱中含有的前列腺素 A，有舒张血管、促进血液循环的作用，让大脑保持灵活，这就是春季吃葱可以有效缓解春困的原因所在。

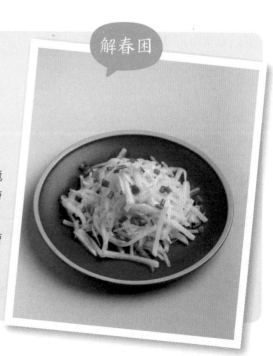

解春困

葱油萝卜丝

材料 • 白萝卜300克，大葱20克。
调料 • 盐、植物油各适量。

做法

1. 白萝卜洗净，去皮，切丝，用盐腌渍，沥水，挤干；大葱切末，撒在萝卜丝上。
2. 锅置火上，倒油烧至六成热，浇在萝卜丝上拌匀即可。

京酱肉丝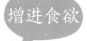

材料 ▪ 里脊肉丝 400 克，葱白丝 100 克。

调料 ▪ 甜面酱 80 克，淀粉 20 克，鸡精、白糖、料酒各 5 克，盐 2 克。

做法

1. 里脊肉丝加料酒、盐、淀粉上浆，滑熟，盛出；油锅加甜面酱、白糖、料酒、鸡精翻炒，放肉丝炒熟。

2. 将肉丝放在盛有葱丝的盘中即可。

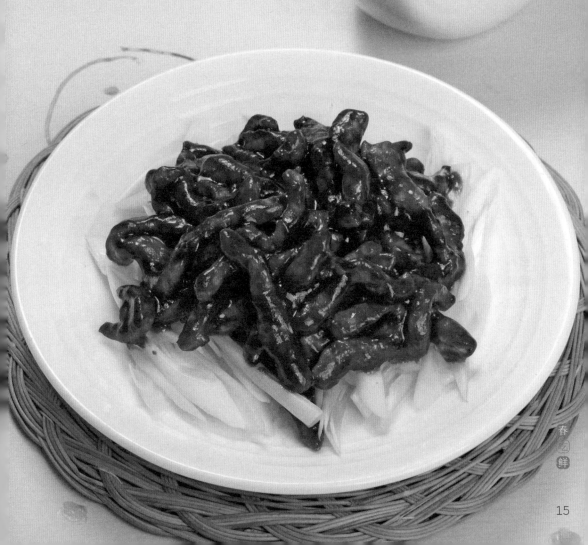

韭菜 早春韭菜一束金

性味归经： 性温，味辛，归肝、脾、肾、胃经
功　　效： 补肾温阳，润肠通便，行气理血
不宜人群： 阴虚火旺者不宜多吃

温补肝肾的"起阳草"

　　韭菜属葱科，种子和叶可以入药，是温补肝肾、助阳固精的佳菜良药，传统中医习惯用韭菜来食疗男性性功能低下症，所以，韭菜又称为"壮阳草""起阳草"，是养阳的佳品，更有"早春韭菜一束金"的美誉。

疏调肝气，解春困

　　韭菜中含有挥发性精油及硫化物等特殊成分，散发出一种独特的辛香气味，有助于疏调肝气，促进血液循环，兴奋大脑解春困。同时，对低血压、高脂血症、冠心病有不错的食疗功效，有助于促进食欲，提高免疫力，抗衰老。

韭菜摊鸡蛋

阴阳双补

材料 · 韭菜150克，鸡蛋2个。
调料 · 盐2克，植物油适量。
做法
1. 韭菜洗净，切末；鸡蛋打成蛋液。将韭菜末放入蛋液中，加盐搅匀。
2. 锅置火上，倒油烧至五成热，倒入混合后的韭菜鸡蛋液，摊至熟即可。

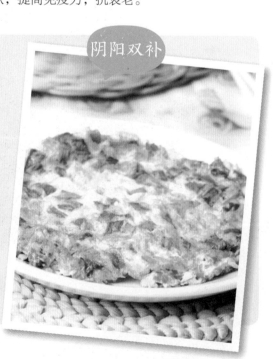

韭菜拌桃仁

补肾起阳

材料 ▪ 核桃仁 100 克、韭菜 30 克。

调料 ▪ 盐、鸡精、香油各适量。

做法

1. 将核桃仁用沸水烫泡5分钟后捞出，撕去外皮，放入冷水泡透，入开水锅焯水；韭菜洗净，切成末。

2. 将核桃仁、韭菜末放入盆内，加入盐、鸡精、香油拌匀装盘即可。

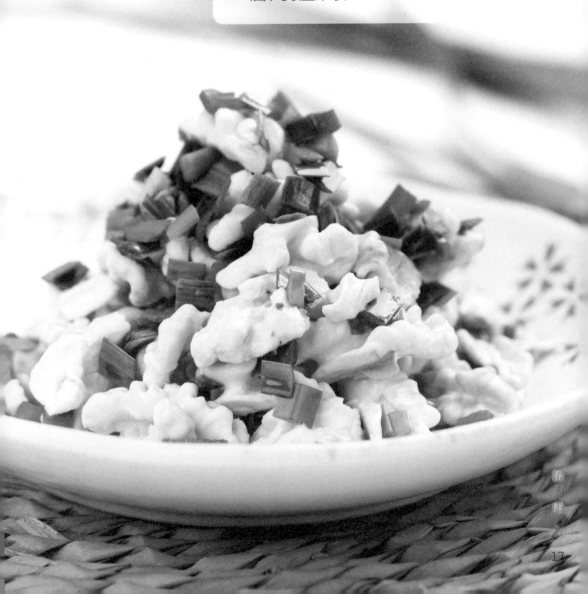

春鲜

鸡肉 强体补虚

性味归经： 性平、温，味甘，归脾、胃经
功　　效： 温中益气，健脾胃，强筋骨
不宜人群： 鸡肉中的嘌呤含量较高，患有痛风症的病人不宜食用

补充蛋白质，增强抵抗力

　　鸡肉中蛋白质含量高、种类多，且易于被人体吸收，更是脂肪和磷脂的重要来源，可增强体力、强壮身体。

养生提醒

　　鸡臀尖（鸡屁股）是淋巴最为集中的地方，也是储存病菌、致癌物的仓库，不建议食用。

鸡肉番茄羹

材料 ▸ 鸡胸肉 25 克，番茄 1 个。
调料 ▸ 盐、水淀粉、香油各适量。
做法

1. 鸡胸肉洗净，切末；番茄洗净，去蒂和皮，切碎。
2. 锅置火上，放入鸡肉末、番茄和适量清水煮开，转小火煮 10 分钟，加适量盐调味，用水淀粉勾芡，淋上香油即可。

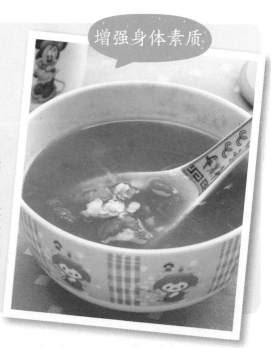

增强身体素质

香菇蒸鸡

补充精力

材料 ● 鸡胸肉 250 克，香菇 3 朵。

调料 ● 盐、料酒、酱油、葱丝、姜丝、水淀粉、清汤、香油各适量。

做法

1. 鸡胸肉洗净，切片；香菇洗净，去蒂，切丝。
2. 将鸡肉片、香菇丝放入碗内，加酱油、盐、葱丝、姜丝、料酒、清汤、水淀粉抓匀，上笼蒸至熟，淋香油即可。

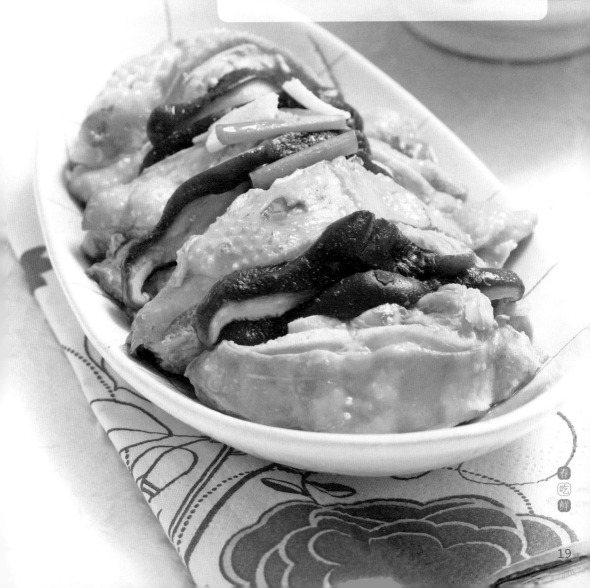

春吃鲜

牛肉 牛肉补气，功同黄芪

性味归经： 性平，味甘，归脾、肾经
功 效： 强壮肌肉，补虚暖胃，提高机体抵抗力，健脑益智
不宜人群： 牛肉较硬，咀嚼有困难者不宜食用大块牛肉

养脾健胃，增强体力

春季气温忽高忽低，很多人易患感冒，所以春季要多吃温补的食物。而牛肉就是适合温补的食物，自古就有"牛肉补气，功同黄芪"之说，且牛肉中的肌氨酸含量几乎居于所有食物之首，有助于增长肌肉、增强体力。牛肉也是补脾胃的佳品，搭配其他养脾胃的食材，功效更好。

养生提醒

牛肉纤维组织多，筋多肉老，切牛肉必须垂直于纤维的纹路，即刀和牛肉的纹路要成90°角来切，才能把筋切断，便于烹制菜肴。如果顺着肌肉的纹路切，筋腱会保留下来，烧熟后的肉质发柴，不易咀嚼。

温补阳气

萝卜炖牛腩

材料 • 牛腩 75 克，白萝卜 100 克。
调料 • 料酒、酱油各 10 克，葱末、姜片各 10 克，盐 2 克，八角、胡椒粉各 4 克。

做法

1. 牛腩洗净，切块，焯烫，捞出；白萝卜洗净，去皮，切块。
2. 砂锅置火上，放入牛腩、酱油、料酒、姜片、八角和适量清水，大火烧沸后转小火炖 2 小时。
3. 加入白萝卜块，继续炖至熟烂，放入盐、胡椒粉拌匀，撒上葱末即可。

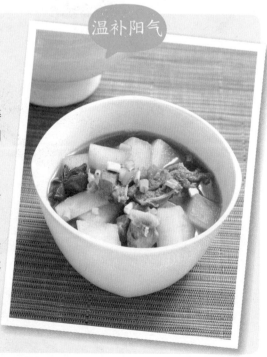

杏鲍菇牛肉粒

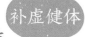
补虚健体

材料 • 牛肉粒 200 克，杏鲍菇 100 克。

调料 • 老抽、盐、黑胡椒末、白糖、植物油各适量。

做法

1. 牛肉洗净血水，切方块；杏鲍菇洗净，切方块。

2. 待油烧至六七分热，将杏鲍菇分批倒入锅内小火慢炒，至四面金黄色后盛出待用。

3. 锅内再倒油，油热后倒入牛肉块速翻炒，断生后倒入杏鲍菇，加入老抽、白糖，快速翻炒至肉熟，加盐炒匀，盛出后撒上黑胡椒末即可。

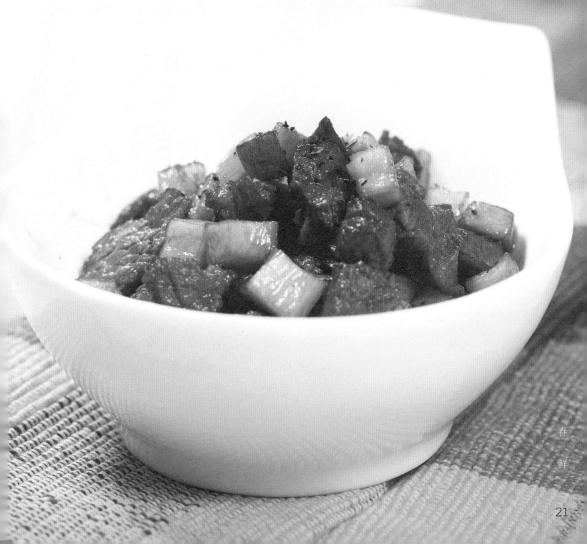

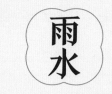

雨水

除湿气，养脾胃

每年 2 月 18 日、19 日或 20 日雨水。

雨水气候：雨水是 24 节气中的第 2 个节气。太阳黄经达 330°时，气温回升、冰雪融化、降水增多，故取名为雨水。雨水过后，万物萌动，气象意义上的春天就要到了。

雨水三候：一候獭祭鱼；二候候雁北；三候草木萌动。

避免肝火太盛伤脾

春天饮食要注意疏肝健脾，可食用萝卜、山楂、百合、南瓜、小米等，避免肝火太盛伤脾，导致运化不好。还应注意去脾湿，避免由于降雨增多、湿气重带来身体不适，去脾湿的食物有生姜、怀山药、土豆、西蓝花等。

少油腻、防上火

雨水时节气候转暖，又风大物燥，常会出现皮肤发干、口舌干燥和嘴唇干裂等现象，这是"上火"的表现。为防止"上火"，应多吃新鲜蔬菜、多汁水果以补充水分。春季还应少食油腻食物，避免阳气外泄，内伤脾胃，可食用红枣、菠菜、柑橘、甘蔗、猴头菇等。

养生提醒

要春捂，防"倒春寒"。在此时节，天气乍暖还寒，昼夜温差变化大，时不时会出现"倒春寒"，要注意防寒"春捂"，不要急于脱去厚衣。另外，由于人体皮肤腠理已经变得相对疏松，对风寒之邪的抵抗力会有所减弱，易感风邪而致病。体弱的人还要多锻炼身体、晒太阳，要注意预防感冒和肩关节、腰关节痛。

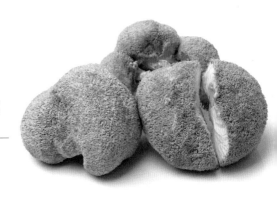

猴头菇 养胃、助消化

性味归经： 性平，味甘，归胃、肾、肝经
功　　效： 利五脏，健脾胃，助消化，滋养强壮
不宜人群： 对菌类食品过敏者忌食

养胃多吃猴头菇

中医认为，猴头菇可利五脏、健脾胃、助消化、滋养强壮，适用于消化不良、体质虚弱等病症。从营养学的角度讲，猴头菇中含有多种氨基酸和丰富的多糖体，能助消化，对胃炎、胃癌、食管癌、胃溃疡、十二指肠溃疡等消化道疾病有一定疗效。

预防阿尔兹海默症

猴头菇还对防治神经衰弱、失眠有调理作用，可促进脑神经细胞生长和再生，因此对预防和辅助治疗阿尔兹海默症也有一定效果。

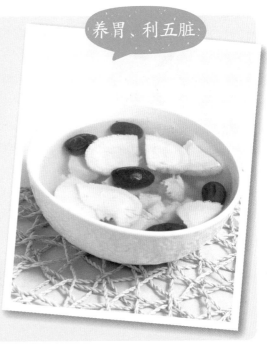

养胃、利五脏

猴头菇清鸡汤

材料 · 鸡肉 250 克，黄豆 40 克，猴头菇 30 克，茯苓 15 克，去核红枣适量。

调料 · 盐 2 克。

做法

1. 鸡肉洗净后切块；黄豆用清水浸泡，洗净；猴头菇用温水泡软之后切成薄片；茯苓、去核红枣分别洗净。

2. 将上述材料放入砂锅内，加清水，大火煮沸后改用小火煮 1 小时，以黄豆软烂为度，加盐调味即可。

春吃鲜

小米 健脾和胃

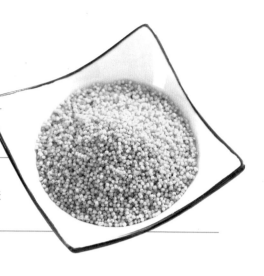

性味归经： 性凉，味咸，归肾、脾、胃经
功　　效： 健脾和胃，促进睡眠，滋阴补血，补铁
不宜人群： 小便清长者最好不吃或少吃

多食小米养脾胃

　　李时珍称，小米煮粥食用可益丹田，还能"治反胃热痢，补虚损，开肠胃"，反胃、热痢、虚损都与脾胃功能欠佳有关，因此，小米的保健功效主要表现在健脾和胃上。

喝小米汤养心安神

　　春天容易感到疲倦，喝小米汤"可增强小肠功能，有养心安神之效"。小米中的B族维生素含量丰富，同时还含有大量的色氨酸。色氨酸能促使大脑细胞分泌五羟色胺，后者能使人产生睡意，对于那些因胃肠不好而导致的失眠，调理效果不错。

荷香小米蒸红薯

和脾胃、抗衰老

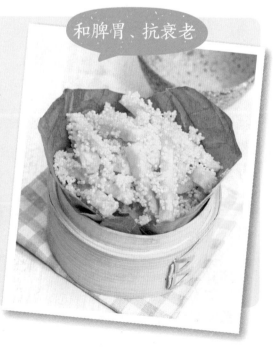

材料 · 小米 80 克，红薯 250 克，荷叶 1 张。

做法

1. 红薯去皮，洗净，切条；小米洗净，浸泡 1 小时，捞出；荷叶洗净，铺在蒸屉上。

2. 将红薯条在小米中滚一下，沾满小米，排入蒸笼中，盖上蒸盖，蒸笼上汽后，蒸 30 分钟即可。

素炒小米

和胃安眠、补充体力

材料 • 小米100克，牛奶240克，胡萝卜丁、土豆丁、青笋丁各30克，鸡蛋2个。

调料 • 葱花、盐、植物油各适量。

做法

1. 小米洗净，用牛奶浸泡1小时后，控干，放入蒸锅，上汽后蒸20分钟，取出凉凉，搓散；鸡蛋磕开，取蛋黄打散。

2. 油微热，爆香葱花后放入胡萝卜丁、土豆丁、青笋丁炒熟，倒入小米、蛋黄炒散，加盐调味即可。

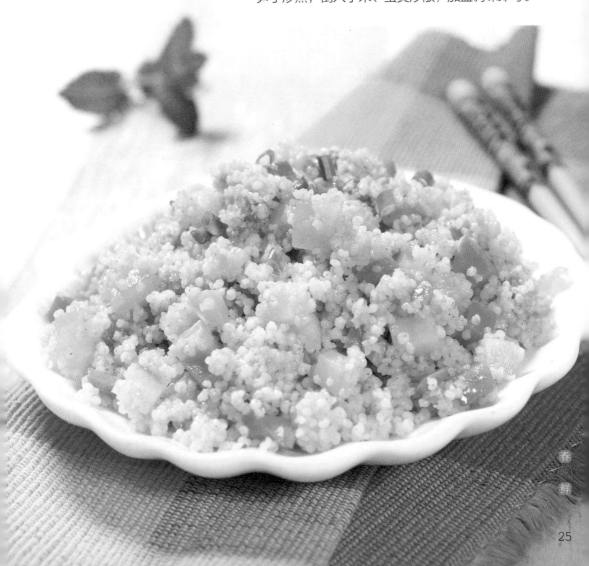

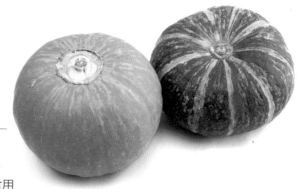

南瓜
**香甜健脾
又养颜**

性味归经： 性平，味甘，归脾、胃经
功　　效： 补中益气，保护胃黏膜
不宜人群： 湿热气滞者及患有黄疸者不宜食用

春季食南瓜养颜、排毒、瘦身

　　春天是一个充满生机的季节，而我们的皮肤同样需要生机，南瓜营养十分丰富，并且南瓜子中还含有丰富的锌，具有增强免疫力、抗氧化及美容养颜的作用。很多人进入春季后会出现便秘，这与春天的气候有关。南瓜富含的纤维素在延缓小肠吸收糖分的同时还可以促进肠道蠕动，起到促进排便、治疗便秘的作用。南瓜的热量低，还可以帮助女性燃烧脂肪，起到纤体瘦身的作用。

**养生
提醒**

　　南瓜含有大量果胶以及合成胰岛素不可缺少的元素铬，因此糖尿病患者也可以选用，但要注意以下几点：

　　1. 尽量不要熬粥。

　　2. 进食南瓜的同时应适当减少主食量。

　　3. 南瓜的种类很多，含糖量也不一样，糖尿病患者最好选择含糖量低的南瓜。

提高免疫力

红枣蒸南瓜

材料 • 老南瓜100克，红枣10克。
调料 • 白糖5克。
做法

1. 老南瓜削去硬皮，去瓤，切成厚薄均匀的片；红枣泡发洗净。

2. 南瓜片装入盘中，加入白糖拌匀，摆上红枣。

3. 蒸锅上火，放入南瓜片和红枣，蒸约30分钟，至南瓜熟烂即可。

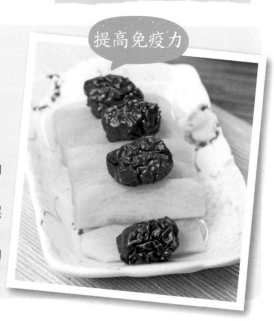

八宝南瓜

美容抗氧化

材料 ▪ 南瓜 300 克，鸡胸肉丁 50 克，胡萝卜丁、芹菜丁、香菇丁、洋葱丁、豌豆、玉米粒、豆腐干丁各 30 克。

调料 ▪ 葱末、姜末各 3 克，料酒、酱油、白糖、生抽、盐各 5 克，味精、淀粉各适量。

做法

1. 南瓜从 1/4 处横向切开，挖出内瓤；鸡胸肉丁用淀粉、料酒和生抽腌渍；玉米、豌豆和豆腐干丁焯熟。

2. 油烧热，煸香葱末、姜末，倒入鸡丁、香菇丁、胡萝卜丁、洋葱丁、芹菜丁翻炒，加盐、酱油、白糖、味精和水，倒玉米、豌豆、豆腐丁炒匀。

3. 将八宝倒南瓜杯中，蒸 15 分钟即可。

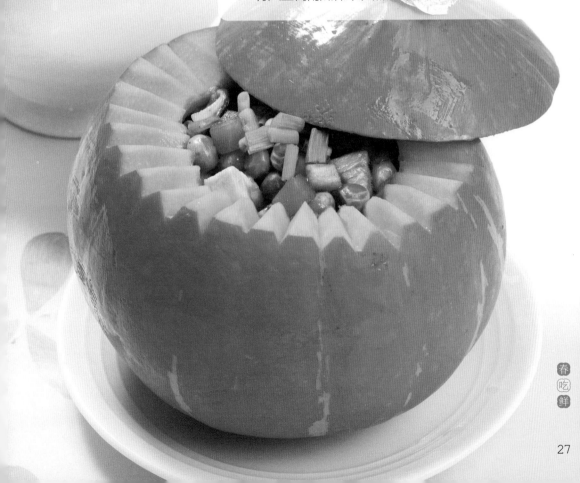

惊蛰

培阴固阳，养肝护肝

每年的 3 月 5 日、6 日惊蛰。

惊蛰气候：惊蛰过后，天气开始转暖，渐有春雷惊醒入冬藏伏土中的动物们。南方暖湿气团开始活跃，气温明显回升，树木开始发芽，春播作物开始播种。

惊蛰三候：一候桃始华；二候仓庚鸣；三候鹰化为鸠。

饮食清淡、温补以护肝

惊蛰节气的饮食原则是培阴固阳，口味宜清淡，可以选取一些补正益气的食疗粥来增强体质。阴虚火旺的人容易肝火旺，此时正是很好的调养时机，可以喝点菊花茶、金银花茶、银耳汤等。可多吃蔬菜和野菜，如黄豆芽、香菜、春笋、苋菜、茼蒿、菠菜、油菜等，既能补充多种维生素、矿物质和微量元素，又利于体内积热散发，有清热润燥之功效。

养生提醒

勤晒太阳，保持身心健康

惊蛰时节春暖花开，是补充身体阳气的好时机，这时最好勤晒太阳，注意舒筋活血、养护肝脏。另外，保持心情愉悦、减少怒气也很重要。

甘味食物不可少

甘味食物对补脾气有益，脾脏强健，同样可以辅助养护肝气。甘味食物具有滋养补脾、润燥补气血、解毒及缓解肌肉紧张的作用，有助于脾的运化，可适当进食性温味甘的食物，如谷类的糯米、黑米、高粱、燕麦，蔬果类的南瓜、红枣、扁豆、桂圆、核桃、荸荠、枸杞子等。

苋菜 春季的补血养肝佳蔬

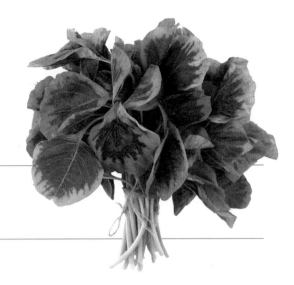

性味归经： 性凉，味微甘，入肺、大肠经
功　　效： 清热利湿，凉血止血，止痢
不宜人群： 孕妇不宜多食

护肝养血

　　苋菜中所含的胡萝卜素、钙、铁非常丰富，有利于牙齿和骨骼的生长，维持心肌正常活动，促进造血，提高免疫力，故民间一向视苋菜为"补血佳蔬""长寿菜"。春季的苋菜鲜嫩、营养丰富，适宜多吃。

蒜蓉苋菜

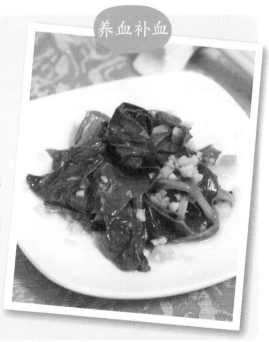

养血补血

材料 · 苋菜400克。
调料 · 蒜末10克，盐2克。
做法
1. 苋菜洗净切段。
2. 锅置火上，倒油烧至六成热，下5克蒜末爆香，倒入苋菜，加盐翻炒。
3. 待到苋菜出汤时，加剩下的5克蒜末，翻炒均匀出锅即可。

茼蒿

春食茼蒿
可养肝

性味归经： 性平，味甘、辛，入肝、肾经
功　　效： 安心气，养脾胃，消痰饮，利肠胃
不宜人群： 对蒿类植物过敏者慎食

调理肝脏

　　春天食用茼蒿，有助于肝脏的调理，而且茼蒿中所含的粗纤维还有助于肠道蠕动，促进排便，缓解春日因干燥引起的上火、便秘问题。茼蒿含有多种氨基酸及胆碱，具有润肺、养肝、补脑、防止记忆力减退等作用。

养生提醒

　　茼蒿中钠的含量相对较高，烹饪这类高钠蔬菜时要少放盐，以实现控盐的目的。

拌茼蒿

健脾胃、助消化

材料 • 茼蒿150克。
调料 • 盐2克，醋5克，蒜末、姜末各3克，香油4克。

做法
1. 茼蒿洗净，放入沸水中焯过后沥干，切段。
2. 将茼蒿加入盐、香油、蒜末、姜末、醋拌匀即成。

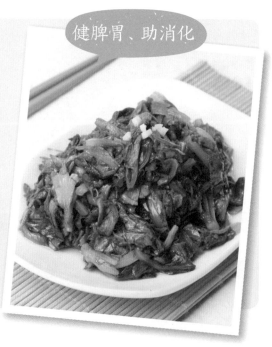

绿色有机大拌菜

材料 ▪ 菠菜、圆白菜、茼蒿、彩椒、紫甘蓝、小番
茄各适量，香菜少许。

调料 ▪ 盐、醋、香油各适量。

做法

1. 所有蔬菜洗净，圆白菜、彩椒、紫甘蓝切丝，菠
   菜、茼蒿、香菜切段，小番茄对半切开。
2. 用适量的盐、醋及清水做成调味汁，倒在蔬菜
   上，拌匀滴上香油即可。

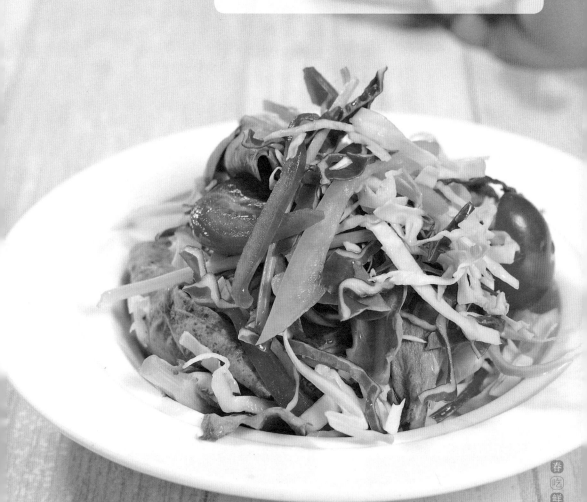

春吃鲜

荸荠

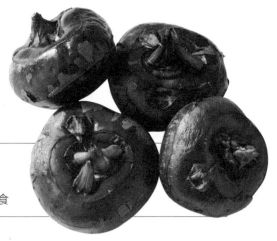

"地下雪梨"
脆荸荠

性味归经： 性寒，味甘，归肺、胃、肝经
功　　效： 整肠通便，清热解毒，降压防病
不宜人群： 糖尿病患者、脾肾虚寒及血虚者应慎食

预防流感

　　春季是传染病高发的季节，适量食用顺应时令的荸荠，对于流感等传染病的预防，有一定功效。

多吃生津润肺的食物

　　惊蛰时节，气温偏低且干燥，人很容易上火，多吃生津润肺的食物对身体更好。荸荠有"地下雪梨"之称，清脆可口，味甜多汁，被北方人视为"江南人参"。它既可作为水果、又可作为蔬菜食用。

荸荠杏仁银耳煲

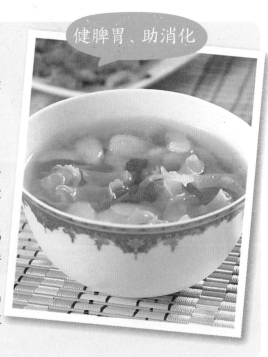

健脾胃、助消化

材料 · 杏仁 30 克，银耳 20 克，荸荠 300 克，枸杞子适量。

调料 · 冰糖适量。

做法

1. 将银耳用温水泡透，去掉黑根，洗净泥沙，撕成小朵，再用沸水泡发后氽烫，放锅中煮熟，关火凉凉备用。
2. 将杏仁去皮，放入沸水锅，中火煮 15 分钟，捞起冲净，放碗中清水浸泡半小时，沥干；荸荠洗净，去皮切片。
3. 将荸荠、杏仁放在砂锅中，加水，中火煲 1 小时，倒进枸杞子、银耳，再煲 10 分钟，加冰糖煮化即可。

素狮子头

材料 ▪ 猴头菇 200 克，豆腐 100 克，荸荠、豆芽、油菜各 50 克，牛奶 1 袋（240 毫升），苹果 1 个。

调料 ▪ 盐、糖、胡椒、植物油各适量。

做法

1. 猴头菇、豆腐洗净分别打成蓉状；荸荠去皮，切小丁。

2. 将猴头菇、豆腐、荸荠丁混合，加入一小勺盐、胡椒、糖，搅拌均匀。

3. 锅中倒入油，将调好的馅料团成丸子，冷油下锅，中小火炸成金黄色，捞出。

4. 制作奶汤：苹果洗净切片，与豆芽、油菜一起冷水下锅，煮出味道后加入牛奶，加少许盐调味。

5. 将炸好的狮子头放入奶汤中煮 1~2 分钟就可以出锅了。

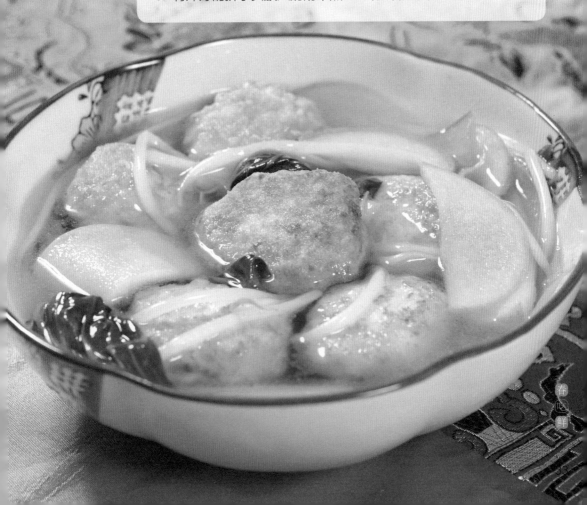

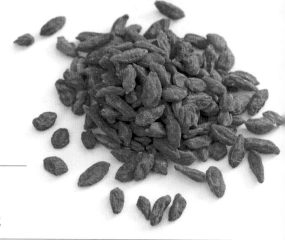

枸杞子
养肝明目 小能手

性味归经： 性平，味甘，归肝、肾经
功　　效： 养肝明目，补肾强腰，抗癌
不宜人群： 枸杞子有滋补作用，发热者不宜多吃

可滋阴、养肝

　　中医认为，枸杞子可滋阴养血、益肝补肾、明目润肤、乌发养颜，适用于防治肝肾亏虚、腰膝酸软、头晕目眩、神经衰弱、虚烦失眠等病症。春季正是养肝的好时机，用枸杞子直接泡水饮用或者加入粥或豆浆中，都有很好的养肝明目功效。

养生提醒

　　做菜做汤时加枸杞子，最好在炒菜或煲汤收尾的时候放入，这样可以避免长时间加热导致枸杞子的营养流失，从而最大限度地发挥它的保健功效。

养肺、益气

蜂蜜小茶盅

材料 · 白萝卜100克。
调料 · 白蜂蜜、枸杞子适量。
做法

1. 白萝卜去皮和头尾，切成3厘米长段；枸杞子用清水泡软。

2. 在每段白萝卜上切下0.5厘米厚片作盖子，用勺子在白萝卜中间挖个洞，做成萝卜盅，不要挖穿底部。

3. 将萝卜盅摆放在盘中，往萝卜洞中注入蜂蜜，放入枸杞子，盖上切好的萝卜盖子，用保鲜膜将盘子封紧，放进锅内，大火隔水清蒸1小时即可。

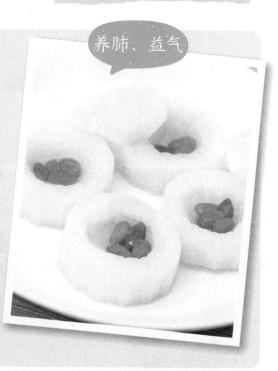

菠菜枸杞粥

养眼明目

材料 ● 菠菜、小米各 100 克，枸杞子 15 克。

做法

1. 菠菜择洗干净，焯水捞出，切小段；小米、枸杞子洗净。

2. 砂锅置火上，倒入适量清水烧开，放入小米，大火煮沸后改用小火熬煮 15 分钟，放入枸杞子煮至小米酥烂，下入菠菜段搅匀煮沸即可。

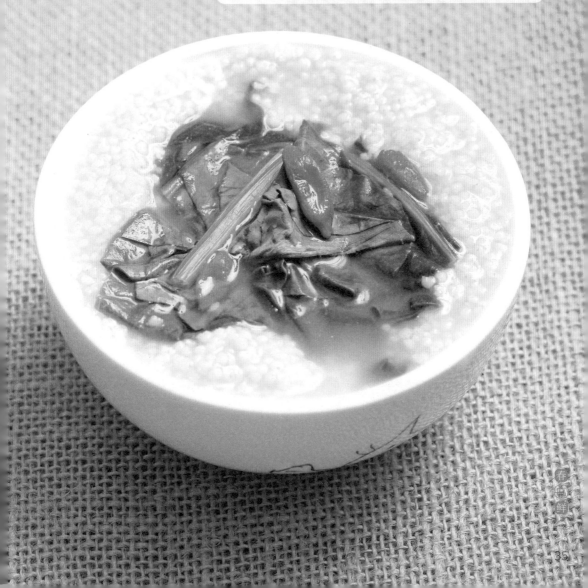

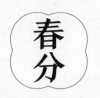

春分

解春困，健脾胃

每年的 3 月 20 日、21 日或 22 日春分。

春分气候：春分是春季 90 天的中分点，春分之后，北半球各地昼渐长夜渐短，南半球各地夜渐长昼渐短。春分时节我国东部的大多数地区已经进入了温暖湿润或较湿润的仲春季节，适于大多数农作物生长。

春分三候：一候玄鸟至；二候雷乃发声；三候始电。

多吃防春困、健脾胃的食物

春分时节，"春困"使人身体疲乏、精神不振，应多吃红黄色和深绿色的蔬菜，如胡萝卜、南瓜、番茄、青椒、菠菜、芹菜等，对恢复精力，消除春困很有好处。

孙思邈在《备急千金要方》中说："春七十二日，省酸增甘，以养脾气。"饮食上可以增加甜味，少吃酸味，可食韭菜、香椿、百合、茼蒿、山药、芋头、藕、萝卜、甘蔗、红枣等，同时少吃生冷、黏性食物，以防伤及脾胃。

注重饮食的均衡

春分节气的饮食调养，要注意避免大热、大寒，尽量保持寒热均衡。应当根据自己的实际情况，选择能够保持机体功能协调平衡的膳食，如在烹调田螺、蟹等寒性食物时，原则上应佐以葱、姜等温性调料，以防止菜肴因性偏寒凉，食后有损脾胃，引起脘腹不舒。又如在食用韭菜、大蒜等助阳类食物时应配以蛋类等滋阴之品，以达到阴阳互补之目的。

养生提醒

春分前后，气温变化较大，蚊虫和细菌的生长繁殖增多，而人体免疫与预防能力不够强，极易出现传染病，要注意增减衣物，保持居室和生活空间的干净、整洁，预防疾病发生。

红枣 增强脾胃消化功能

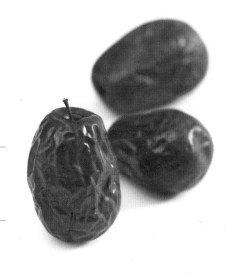

性味归经： 性温，味甘，归脾、胃经
功　效： 保护肝脏，补血养颜，保护血管
不宜人群： 红枣含糖量高，糖尿病患者不宜多食

滋补气血，抗过敏

红枣中含有蛋白质、脂肪、碳水化合物、有机酸、维生素 C 等，有利于增强脾胃的消化吸收功能。红枣有滋补气血、壮阳生津的功效，多吃可补血、养脾胃、抗过敏。春季是过敏性哮喘的多发季节，而红枣中有大量抗过敏物质——环磷酸腺苷，能预防过敏性哮喘等的发生。

红枣燕麦黑豆浆

材料 · 黑豆 50 克，红枣 30 克，燕麦片 20 克。

调料 · 冰糖适量。

做法

1. 黑豆用清水浸泡 8 ~ 12 小时，洗净；燕麦片淘洗干净；红枣洗净，去核，切碎。

2. 将上述食材一同倒入全自动豆浆机中，加水至上下水位线之间，按下"豆浆"键，煮至豆浆机提示豆浆做好，过滤后依个人口味加适量冰糖调味即可。

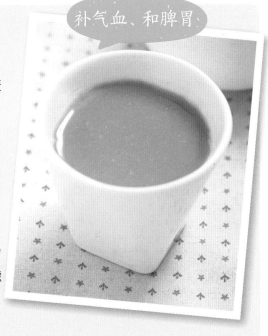

补气血、和脾胃

春吃鲜

春笋

**嫩嫩笋尖
清肠道**

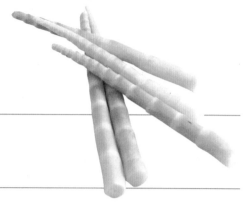

性味归经： 性微寒，味甘，归脾、肝、大肠经
功　　效： 利九窍，通血脉，化痰涎，消食胀
不宜人群： 皮肤过敏患者慎食

防治春季便秘

　　春天竹笋鲜嫩爽口、营养丰富，含有充足的水分、丰富的植物蛋白、胡萝卜素、维生素和钙、磷、铁等矿物质，尤其是其含有纤维素、氨基酸，有助于防治春季气候干燥引起的上火、便秘等症状，帮助消化系统排毒，防止毒素堆积。

养生提醒

　　春笋中草酸含量很高，与含钙高的食物同食，会生成不易溶解的草酸钙，干扰人体对钙的摄取，且高草酸容易诱发或加重结石症状，所以在烹调之前，最好先将竹笋汆烫，以去除过多的草酸。

春笋炒香椿

助消化、防积食

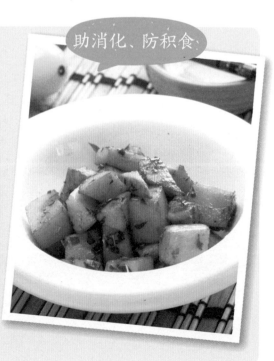

材料 · 嫩春笋 100 克，嫩香椿 50 克。
调料 · 植物油、盐、香油、酱油各适量。
做法

1. 春笋洗净，切块；香椿洗净，切末。
2. 锅内倒油烧热，放入笋块，煸炒后倒少量水，加香椿末略煮，加盐、酱油和香油即可。

　　此二物皆为发物，有皮肤过敏等疾患者不宜多食。

三鲜拌春笋

材料 · 春笋块 200 克，香菇 80 克，青椒 20 克，红彩椒 20 克。

调料 · 香葱、盐、鸡精、橄榄油各适量。

做法

1. 将春笋块洗净，切成菱形；香菇去蒂，洗净，切片；青椒、红彩椒洗净，切片；香葱洗净，切段。

2. 锅置火上，加入适量清水烧开，加入盐，烧沸后放入春笋、香菇、青椒、红彩椒焯一下，捞出凉凉，加鸡精、香葱段、盐、橄榄油拌匀即成。

春吃鲜

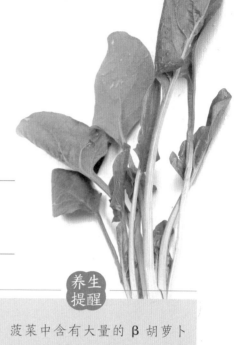

菠菜

润燥养血，
清理肠胃热毒

性味归经： 性平，味甘，归肝、大肠、胃经
功　　效： 养血，通便，预防胎儿神经管畸形
不宜人群： 痛风急性发作期不宜食用

菠菜防春燥正当时

　　春天是菠菜最嫩的季节，此时的菠菜称为"春菠"，根红叶绿，鲜嫩异常，尤为可口。菠菜中矿物质和维生素的含量在蔬菜中名列前茅。春季食用菠菜可以清理肠胃热毒、防春燥，因此，春吃菠菜正当时。

养生提醒

　　菠菜中含有大量的 β 胡萝卜素和铁，也是维生素B_6、叶酸、铁和钾的极佳来源。其中丰富的铁对缺铁性贫血有改善作用，能令人面色红润，光彩照人，因此被推崇为养颜佳品，若能与动物血搭配食用，则补血效果更佳。

鸡蛋炒菠菜

防春燥、养肝护眼

材料 ● 菠菜150克，鸡蛋2个。
调料 ● 葱末、姜末各3克，盐2克，植物油适量。

做法

1. 菠菜洗净，焯水，盛出切段；鸡蛋打成蛋液，炒成块盛出。
2. 油锅烧热，爆香葱末、姜末，放菠菜炒至断生，加盐，倒入鸡蛋块翻炒均匀即可。

痛风患者不宜多食。

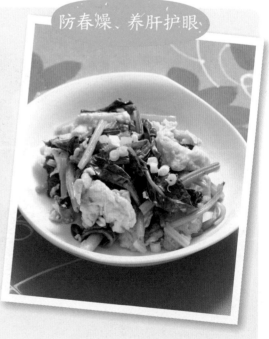

韩式粉丝炒杂菜

材料 ● 粉丝、菠菜各30克，胡萝卜、香菇各20克。

调料 ● 蒜末3克，酱油、盐各2克，白芝麻5克，香油适量。

做法

1. 香菇洗净，切片；菠菜焯水，切段；粉丝用热水烫软；胡萝卜洗净，切丝。

2. 热锅放香油，加蒜末爆香，放香菇片、胡萝卜丝翻炒，放酱油、盐，翻炒2分钟下粉丝，加少量水，煮至粉丝八成熟，放菠菜段，继续翻炒2分钟，滴香油，装盘撒白芝麻即可。

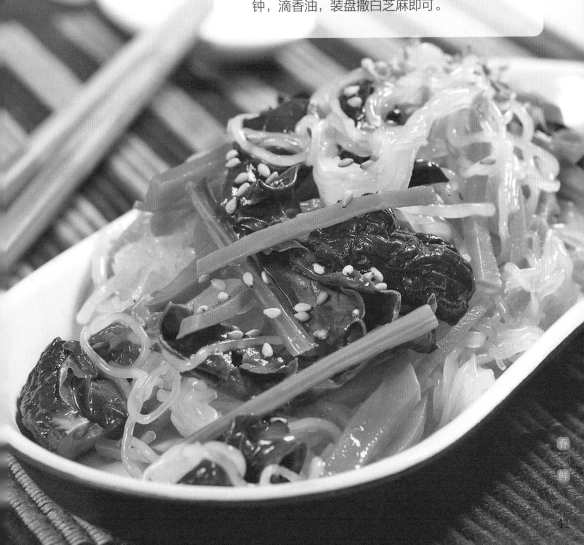

春之鲜

西蓝花 养肝，促消化

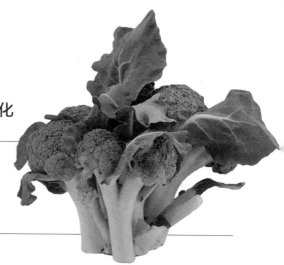

性味归经： 性凉，味甘，归肺、大肠经
功　　效： 抗菌，抗炎，预防感冒及抗癌
不宜人群： 凝血功能不正常的人不要吃太多；
　　　　　　 肾脏功能异常的人不宜吃太多

春分要好好呵护肝脏

中医认为肝脏喜欢各种绿色蔬菜，比如西蓝花。从营养角度来说，西蓝花富含钾，可预防高血压；所含的类黄酮还有抗菌、抗炎、抗凝血的功能；类胡萝卜素能预防感冒、改善视力；维生素 C 和硒能提高免疫力。

蒜蓉西蓝花

材料 · 西蓝花 300 克，蒜蓉 20 克。
调料 · 盐、白糖各 5 克，水淀粉适量，
　　　　 香油少许。

做法

1. 西蓝花洗净，去柄，掰成小块，用沸水将西蓝花焯一下捞出。
2. 油烧至六成热，将蒜蓉下锅爆香，倒入西蓝花翻炒至熟，加盐、白糖，用水淀粉勾芡，点香油调味即可。

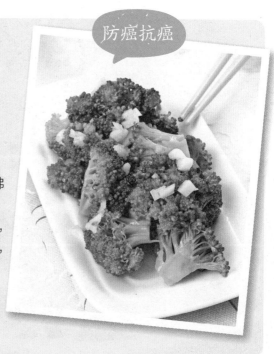

防癌抗癌

虾仁蒸西蓝花

材料 · 西蓝花 250 克，虾仁 150 克。

调料 · 盐、鸡精、蚝油、水淀粉各适量。

做法

1. 西蓝花洗净，撕小朵，在盘子周围摆上一圈。
2. 虾仁清理干净，倒入西蓝花中间。
3. 将盘子放蒸锅中，盖上锅盖，水烧开后蒸 10 分钟左右取出。
4. 取一小锅，将水、盐、鸡精、蚝油煮沸，倒入适量清水和水淀粉，快速搅拌，至汤汁浓稠时关火。将芡汁浇于西蓝花和虾仁表面即可。

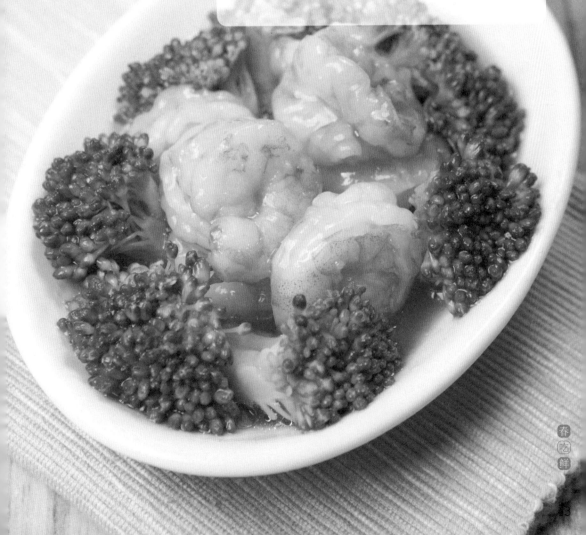

清明

多吃野菜防流感

每年的 4 月 4 日、5 日或 6 日清明。

清明气候：清明时节，万物皆洁灵而清明，此时气温上升，中国南部雾气少，北部风沙消失，通透性好。

清明三候：一候桐始华；二候田鼠化为鹌；三候虹始见。

重清补，注意利水排湿

清明时节的养生应注重与自然的同气相求，多食用应季的蔬菜水果，能帮助人体自我调节，以适应气候的变化。应多吃一些应季蔬菜，如荠菜、包菜、榆钱、芦笋、蒜苗等。

清明时节，遭遇冷空气、暖空气交替，人体会因为湿气入侵而感到不适，应注意利水排湿、养血舒筋，可食用薏米、红豆、芡实等。

柔肝养肺的食物不可少

春季是养肝的好时机，只有肝养好了，人体的气机才会通畅，气血才会和谐，各个脏腑的功能才能维持正常。清明时节，空气冷热交替，特别容易引发感冒和呼吸道疾病，因此可以多食用一些柔肝润肺的食材，如银耳、百合、梨等，甘平无毒，生津润肺，利于保持呼吸道健康。

养生提醒

清明节又称"寒食节"，在此节气期间，有些地方至今还保持着禁火、吃冷食的习惯，但其实很多人不见得适合吃冷食，所以要根据自身情况适当调整。尤其是对于肠胃不好、体质较弱的人来说，应当多食用温性食物，如荠菜、菠菜、山药等。同时需要注意的是，此节气应忌"发物"，如海鱼、海虾、海蟹和羊肉等，因为这些食物易动风生痰、导致哮喘等慢性病发生。

荠菜

三月三，
荠菜当灵丹

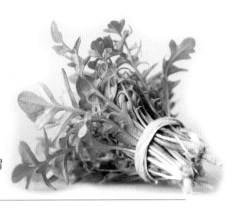

性味归经：性平，味甘、涩，归肝、心、肺、膀胱经
功　　效：防癌，抗凝血，降血压，利肝和中，明目益胃
不宜人群：便溏者应慎食，体质虚寒者不宜食用

养肝、明目

荠菜又被称为"春菜""护生草"，《诗经》记载"谁谓荼苦，其甘如荠菜"。民间有"三月初三，荠菜当灵丹"的谚语。《名医别录》中说荠菜能顺应春之木属性，促进肝气升发、肝血旺盛，养睛明目。

荠菜豆腐羹

材料 • 荠菜75克，豆腐100克，干香菇、
　　　　竹笋、胡萝卜各15克。
调料 • 盐、香油、植物油、淀粉各适量。
做法
1. 荠菜洗净，切末；豆腐切丁；干香菇泡发，切丁；胡萝卜、竹笋洗净，切丁，和香菇丁一起汆熟。
2. 油锅烧热后加水煮开，下入所有材料，再次煮开后加盐、香油、水淀粉勾芡即成。

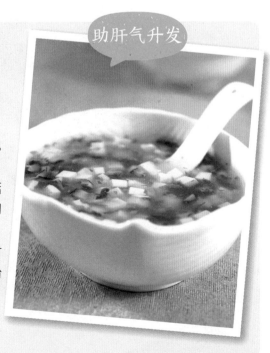

助肝气升发

春吃鲜

蛋皮拌荠菜

养血止血

材料 • 荠菜 250 克，鸡蛋 1 个。

调料 • 蒜末、盐、香油、植物油各适量。

做法

1. 荠菜择洗干净，入沸水中焯 30 秒，捞出，凉凉，
   沥干水分，切段；鸡蛋磕入碗内，打散。

2. 煎锅置火上，倒入植物油烧至五成热，淋入蛋液
   煎成薄蛋皮，盛出，切丝。取盘，放入荠菜段和
   蛋皮丝，用蒜末、盐和香油调味即可。

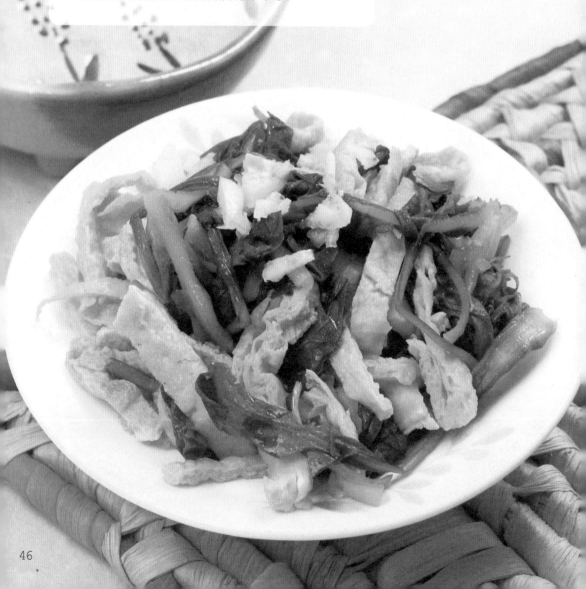

榆钱

清明食榆钱
正当时

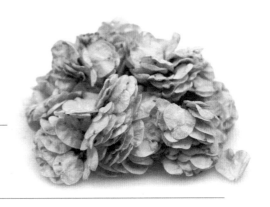

性味归经: 性平, 味甘、微辛, 归肺、脾、心经
功　效: 健脾安神, 清心降火, 止咳化痰
不宜人群: 有胃肠道疾病者慎食

春天食榆钱清肺降火

　　当春风吹来第一缕绿色, 黄绿色的榆钱就一串串地缀满了枝头, 人们会趁其鲜嫩采摘下来, 做成各种美味佳肴。榆钱不仅味道清鲜, 还是清肺降火的好食材, 具有化痰清肺、消除湿热、助消化、防便秘的功效。

榆钱饭

材料 ◦ 榆钱 150 克, 面粉 25 克。

调料 ◦ 盐、醋、酱油、蒜泥、辣椒油各
适量。

做法

1. 将蒜泥、醋、酱油、盐、辣椒油搅匀
制成味汁。将榆钱洗净, 捞出, 沥
干, 放入盆中, 加入干面粉拌匀, 加
盐调匀, 盛到笼屉上。
2. 将笼屉上锅, 水开后蒸 10 分钟左右,
取出, 浇上味汁即可。

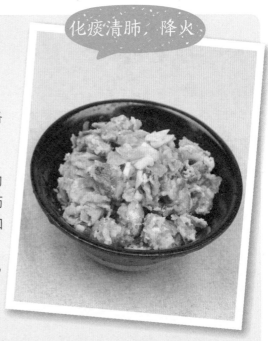

化痰清肺, 降火

芦笋
防上火，抗感冒

性味归经： 性寒，味甘，归肺、胃经
功　　效： 增进食欲，清热解毒，生津利水，抗癌，降压
不宜人群： 痛风患者急性发作期不宜多吃

可防季节性上火

　　春天正是芦笋大量上市的时节，芦笋嫩茎中富含维生素和矿物质，尤其是维生素C，常吃可增强机体免疫力，对预防春季季节性变化所引起的感冒、牙龈肿胀、出血也有一定的缓解作用。

　　芦笋还可以防止因春季气温变化引起的血脂、血压的变化。同时，芦笋具有低糖、低脂肪、高纤维素的特点，经常食用芦笋可以预防高脂血症和心脑血管疾病。

芦笋煨冬瓜

材料 ▪ 芦笋、冬瓜各200克。
调料 ▪ 葱末、姜丝、盐、水淀粉各适量。
做法

1. 芦笋取嫩的部分，去皮，洗净，切段，开水烫2分钟，捞起，过凉，沥干；冬瓜去皮，切片。
2. 将芦笋段、冬瓜片、葱末、姜丝一起放入锅中，加适量水，大火烧开后转小火慢炖30分钟，加盐调味，水淀粉勾芡即可。

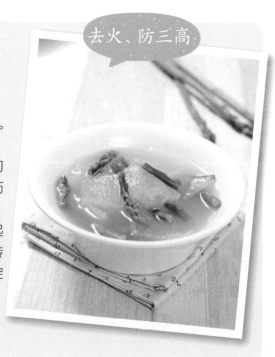

去火、防三高

鲜虾芦笋

提高免疫力

材料 • 鲜海虾 75 克，芦笋 200 克。

调料 • 葱花、姜末各 5 克，盐 2 克，植物油适量。

做法

1. 鲜海虾洗净；芦笋洗净，切段。

2. 锅内倒油烧热，下葱花、姜末炒香，放入鲜海虾、芦笋段翻炒至熟，用盐调味即可。

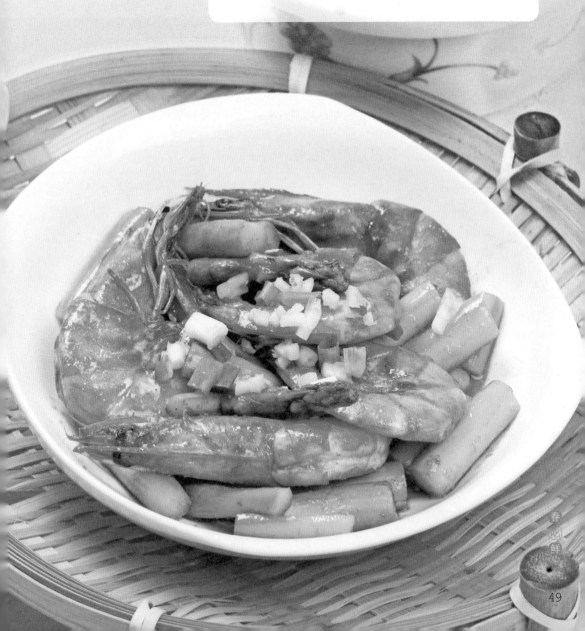

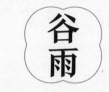

去春火，防湿邪

每年的 4 月 19 日、20 日或 21 日谷雨。

谷雨气候：谷雨即"雨生百谷"，太阳到达黄经 30°，斗指辰位东南方。谷雨节气后降雨增多，空气湿度逐渐加大，春播由此开始。

谷雨三候：一候萍始生；二候鸣鸠拂其羽；三候为戴胜降于桑。

宜多食清淡养阳、疏肝益肺的食物

谷雨前后虽利于进补吸收，但是补要适当。谷雨时节，自然界阳气骤升，故此时不能大补，否则易引起"春火"，人容易生肝火而诱发鼻腔、牙龈、皮肤和呼吸道等出血及眼疾、头痛等。因此可食用一些清淡养阳、疏肝益肺、补血益气的食物，如枇杷、鸡蛋、木棉花、花生、桑葚、薏米、蜂蜜等以增强体质，为安然度夏打好基础。

防湿邪的食物不可少

谷雨后，空气湿度逐渐加大，会让人体由内到外产生不适反应，湿邪容易侵入人体，引发胃口不佳、身体沉重不爽、头重如裹、关节肌肉酸重等症状，各类关节疾病，如风湿性关节炎，也容易在该节气诱发，所以谷雨养生要注意祛湿，在饮食上加以配合。多食用具有祛湿效果的食物，如白扁豆、赤豆、薏米、山药、荷叶、芡实、冬瓜、陈皮、白萝卜、藕、海带、竹笋、鲫鱼、豆芽等。

香椿 谷雨香椿
嫩如丝

性味归经： 性平，味苦、涩，归肝、胃、肾经
功　　效： 开胃健脾，清热利湿，养肝健肾
不宜人群： 患有慢性疾病或医嘱不能吃发物的人，最好不要吃

春季食香椿养阳护阴

　　谷雨前后是香椿采摘的好时节。香椿入药、食俱佳，它富含蛋白质、维生素和矿物质等，尤其是其所含的维生素E和类性激素物质可助孕、滋阴。

养生提醒

　　香椿用水稍微焯一下之后，凉拌食用，不仅营养保留完整，而且香味浓郁，对缺乏食欲的人能起到很好的开胃作用。

避湿邪

香椿拌豆腐

材料 ▪ 豆腐 200 克，香椿 100 克。
调料 ▪ 盐、香油各适量。
做法
1. 豆腐和香椿分别洗净，焯熟，豆腐切块，香椿切末，放入盘中。
2. 香椿、豆腐中加入盐、香油，拌匀即可。

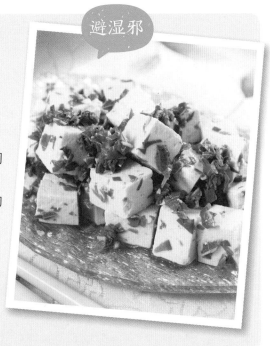

春吃鲜

豌豆 利水渗湿

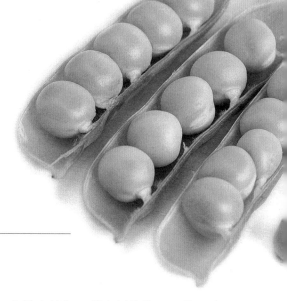

性味归经： 性平，味甘，入脾、胃经
功　　效： 补中益气，润肤，利小便
不宜人群： 脾胃较弱者要注意少量食用

春天食豌豆防湿邪入侵

　　豌豆是春天的应季菜，颗粒圆润鲜绿，有补中益气、利小便的作用，能预防湿邪入侵。此外，豌豆中蛋白质、胡萝卜素、粗纤维含量丰富，尤其是所富含的维生素 A 有护眼的功效。

豌豆山药五彩虾仁

材料 · 山药 100 克，虾仁 50 克，豌豆、胡萝卜各 25 克。

调料 · 盐、料酒、胡椒粉各 3 克，植物油适量。

做法

1. 山药、胡萝卜洗净，去皮，切条，氽熟；虾仁洗净，用料酒腌渍；豌豆洗净。

2. 锅内倒油烧热，加入山药、胡萝卜、虾仁、豌豆炒熟，加盐、胡椒粉调味即可。

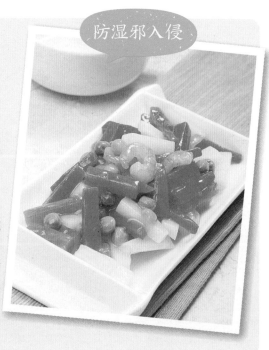

防湿邪入侵

素佛跳墙

补中益气

材料 ● 荔浦芋头、冬瓜、香菇、竹笋、魔芋粉丝、胡萝卜、金针菇各20克，老豆腐、黄豆芽、烤麸各10克，玉米粒、豌豆粒、红椒各适量。

调料 ● 老抽、醋各5克，盐、糖各3克，水淀粉、植物油各适量。

做法

1. 芋头去皮，切小块；冬瓜去皮，切片；香菇、竹笋洗净，切片；魔芋粉丝泡软；胡萝卜去皮，切丁；金针菇、黄豆芽洗净，去根部；老豆腐切片；豌豆、玉米洗净；红椒洗净，去子，切丁。

2. 锅内加适量水，加入黄豆芽和香菇片，大火煮开后加盐，转小火煮40分钟，成素高汤，滤出清汤备用。

3. 锅内放少量油，烧热，将芋头块煎一下，以保持外硬内软，捞出备用；烤麸也过一下油备用。

4. 大深碗内铺上芋头，再依次将除玉米粒、豌豆粒、红椒丁外的所有材料摆放成形，注入素高汤至没过食材，将碗放入蒸锅，大火煮至上汽后转中小火，保持上汽状态蒸1小时即可。

5. 炒锅内加少许植物油，烧热，放入玉米粒、豌豆粒和红椒丁翻炒2分钟，加盐调味，用水淀粉勾芡，浇在菜上即可。

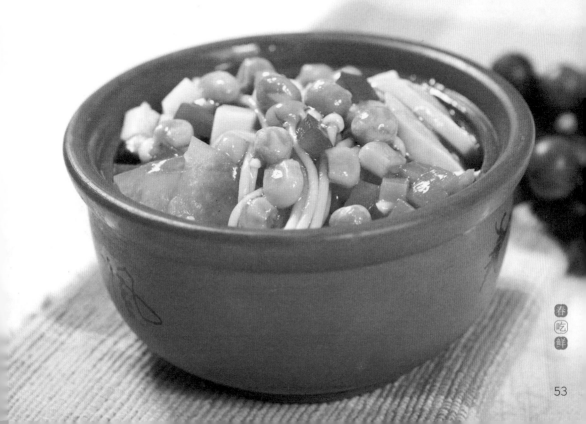

春吃鲜

海带 祛痰湿效果好

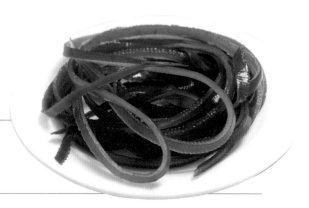

性味归经： 性寒，味咸，归胃、肝、肾经
功　　效： 补碘，降脂降压，排毒去湿
不宜人群： 腹泻者、甲亢人群应慎食

春季食海带可去痰湿

　　海带具有去痰湿的功效，最早记载于两千多年前的中药典籍《本草别录》中。据书中记载，海带性味咸寒，归肝、胃、肾经，可以消痰软坚、利水。用于慢性支气管炎、哮喘病的调理时，可做成海带糖浆或凉拌海带，坚持食用，去痰湿，解诱因，效果好。

帮助降血糖

　　海带中还含有一种叫"褐藻酸钠"的成分，这种成分可使糖尿病患者对胰岛素的敏感性提高，从而使血糖下降。

蒜香海带丝

祛湿化痰

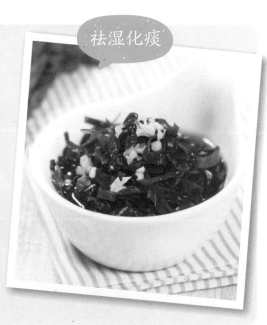

材料 ● 水发海带丝 100 克，蒜泥、熟黑芝麻各 5 克。
调料 ● 盐 2 克，生抽、醋各 8 克，香油少许。

做法
1. 海带丝洗净后过滚水焯烫，沥干。
2. 在海带丝中倒入蒜泥，再浇上生抽、醋、香油、盐和熟黑芝麻拌匀即可。

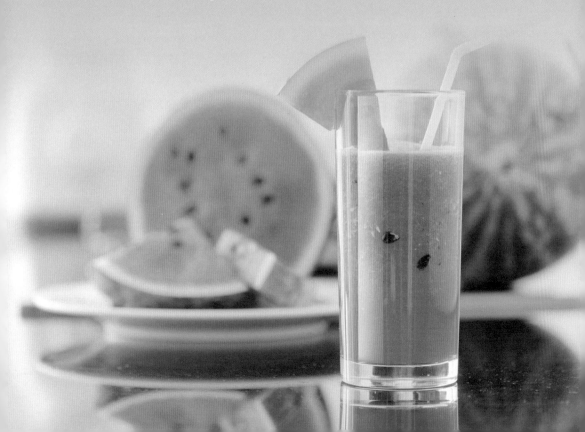

夏

吃味

夏满芒夏暑相连，
养阳去湿正要紧。

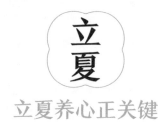

立夏养心正关键

扫一扫，看视频

每年的 5 月 5 日、6 日或 7 日立夏。

立夏气候：立夏节气表示即将告别春天，是夏天的开始。人们习惯上都把立夏当作是一个温度明显升高，炎暑降临，雷雨增多，农作物进入旺季生长的重要节气。

立夏三候：一候蝼蝈鸣；二候蚯蚓出；三候王瓜生。

清心火、养心气

立夏时，阳气逐渐旺盛，随着夏季的来临心脏机能也逐渐旺盛起来。从中医五行与人体对应的关系来看，夏季对应五行中的"火"，而夏季又与人体五脏的"心"相对应，火气通心，所以夏季最容易上"心火"。夏季"湿、热、暑"导致人体排汗多，中医认为汗是心的阴液，出汗过多会消耗心脏阴液，容易让人心烦意乱、口舌生疮，这也是心火的表现。

夏季除了要清心火外，保养心气也非常重要。无精打采、嗜睡、说话有气无力等症状，都是由于心气不足引起的，此时补养心气是关键。

养生
提醒

立夏时节，由于白天渐长而黑夜渐短，加上暑热对睡眠的影响，很容易造成睡眠不足，要注意保证午休的时间，避免睡眠不足造成免疫力下降。立夏前后，气温开始快速升高，肠胃功能会因为暑热刺激而减弱，很容易出现食欲缺乏的情况，这时要注意对肠胃的调节，多食用清淡的食物。

适量增酸、少食苦

立夏是阳气渐长、阴气渐弱的时节，此时人体的肝气减弱、心气渐强，应该多吃酸味食物，少吃苦味食物，以补肾助肝，调养胃气。多食生津止渴的食物，避免因易出汗造成的体内水分流失。

醋

家有二两醋，不用请大夫

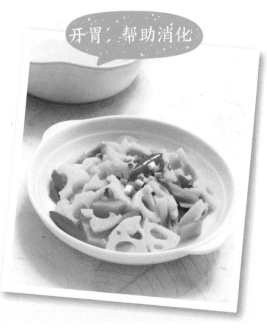

性味归经： 性平，味酸、甘，归胃、肝经
功　　效： 杀菌，软化血管，提振食欲，促进睡眠
不宜人群： 骨质疏松和胃溃疡患者不宜多食

夏日餐前的"开胃小菜"

夏季心气渐强、肝气减弱，此时适当吃些酸味食物，可以补肾助肝。

随着夏季天气越来越热，容易让人心情烦躁、食欲不佳，在日常饮食中加点"酸味儿"，有助于促进食欲。饮食中加点醋，不仅提升味道，更能激起食欲，在炎炎夏日，餐前"吃点醋"，会让胃口大开。

帮助降压

醋中的醋酸可抑制胆固醇的合成，扩张血管并维持血管弹性，促进胆固醇的排泄；醋还有利尿功效，促进钠的排出，也能起到降低血压的作用。

醋熘藕片

开胃，帮助消化

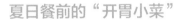

材料 ● 藕300克，小尖椒、南瓜片各50克。

调料 ● 葱花、盐、醋、红辣椒段、水淀粉、香油、植物油各适量。

做法

1. 藕洗净、切片；小尖椒去子、洗净、切片。
2. 油锅烧热，爆香葱花和红辣椒段，放小尖椒片翻炒，烹入醋，加藕片和南瓜片炒熟，加盐、水淀粉、香油即可。

番茄

夏季养心的
红色食物

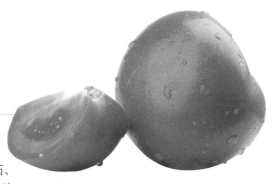

性味归经： 性微寒，味甘、酸，归肝、脾、胃经
功　　效： 养心养胃，降脂降压，美容护肤
不宜人群： 肠道消化不良者以及腹泻者，尿路结石、
　　　　　　关节炎、急性肠炎、溃疡病患者尽量少吃

养心、软化血管

　　立夏时节，心脏最需要被保护，红色食物有养护心脏的作用。而且番茄含类胡萝卜素、维生素 C 和叶酸，可增强血管功能，预防血管老化。

养生
提醒

　　烹煮番茄时，最好大火快炒，因为其中的维生素遇热易被破坏，导致营养价值降低。

番茄炒丝瓜

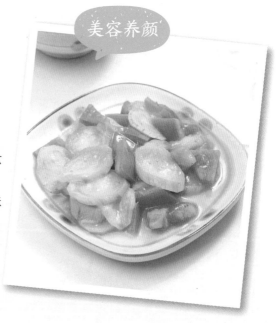

美容养颜

材料 ● 丝瓜片 150 克，番茄块 100 克。
调料 ● 葱花、盐、植物油各适量。
做法

1. 锅置火上，倒入适量植物油，烧至六成热，加葱花炒出香味。
2. 放入丝瓜片和番茄块炒熟，用盐调味即可。

番茄枸杞玉米羹

材料 玉米粒200克，番茄50克，枸杞子10克，鸡蛋1个（取蛋清）。

调料 盐4克，鸡精2克，香油、水淀粉、番茄高汤各适量。

做法

1. 玉米粒洗净；番茄洗净、去蒂、切块；枸杞子洗净；鸡蛋清打匀。

2. 汤锅置火上，放入番茄高汤，倒入玉米粒煮开，转中小火煮5分钟，放入番茄块、枸杞子烧开，用水淀粉勾芡，加入鸡蛋清搅匀，加盐、鸡精，淋入香油即可。

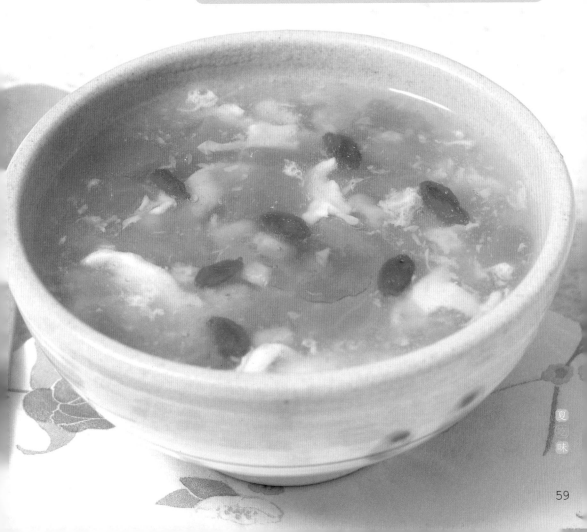

芹菜 养心护肝好帮手

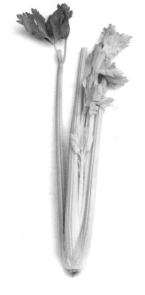

性味归经： 性凉，味甘、辛、微苦，归肺、胃、肝经
功　　效： 降压，清热除烦，平肝利水，清肠通便
不宜人群： 血压低者、脾胃虚寒者、腹泻者不宜过多食用

养心护肝，稳定血压

　　夏季肝阳处于易亢状态，肝风易动，可致高血压病人血压升高。芹菜具有护肝养心的作用。同时，芹菜含有多种维生素，其中的维生素 P 可降低毛细血管的脆性，增加血管弹性，是高血压患者和中老年人夏季保健的佳品。

养生提醒

　　芹菜叶中所含的胡萝卜素和维生素 C 比茎多，因此芹菜叶不要扔掉，可和豆腐干一起炒着吃，也可凉拌食用。只需把芹菜叶焯熟，加调料拌匀就可以了，有清热、通便的功效。

芹菜饭

肝血充足心又安

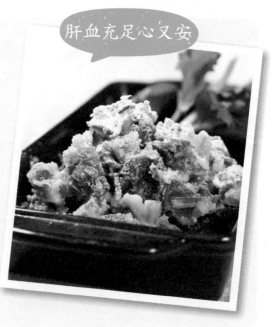

材料 ▪ 芹菜 50 克，面粉适量。
调料 ▪ 蒜末、醋、油泼辣子各 5 克，盐 3 克。

做法

1. 芹菜洗净，切丁，用面粉裹住，不要压实。
2. 蒸笼铺上纱布，将和好的芹菜面粉放在纱布上，锅内水沸上汽后，蒸 10 分钟即可出锅。
3. 装盘，加蒜末、盐、醋、油泼辣子调味即可食用。

西芹百合

预防高血压及糖尿病

材料 · 西芹50克，新鲜百合30克。

调料 · 盐、姜丝各3克，白糖、植物油各适量。

做法

1. 芹菜去掉叶子，洗净，斜切段；百合洗净。

2. 锅内加水煮开后加盐，放芹菜段，再次煮开后关火。

3. 另起锅，加水煮开后加糖，放百合，焯10秒钟，焯好的芹菜和百合用凉水冲净，沥干。

4. 炒锅加油烧热，放姜丝爆香，倒入西芹和百合同炒，加盐调味即可。

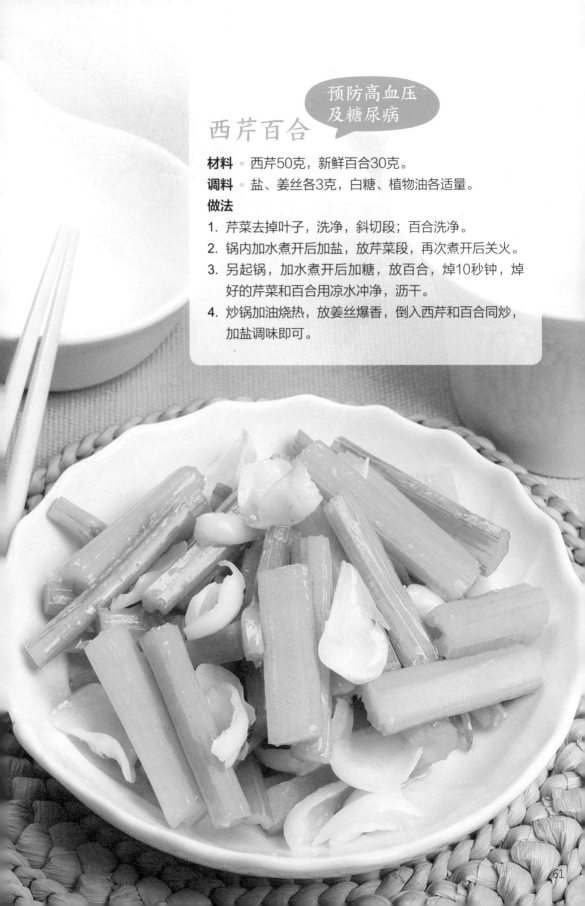

夏

味

黄瓜 清凉解暑
又美味

性味归经： 性凉，味甘，入胃、大肠经
功　　效： 减肥瘦身，利尿消肿，抗衰老
不宜人群： 黄瓜性凉，胃寒者不宜过多食用，否则易致腹痛、腹泻

夏天多吃黄瓜可去热解毒

　　夏季对人体最重要的影响是暑湿，暑湿侵入人体后会导致毛孔张开，出汗过多，造成气虚，还会引起脾胃功能失调、消化不良。适当摄入凉性蔬菜有利于生津止渴、除烦解暑、清热泄水、排毒通便。

　　黄瓜是凉性蔬菜的代表，其成分中 96% 是水分，富含维生素 C、胡萝卜素、钙、磷、铁等很多营养素，能祛除体内余热，具有祛热解毒的功效。能有效缓解头痛、发热等夏季里常见的中暑反应。

拍黄瓜

材料 ● 黄瓜 60 克，蒜瓣 8 克。
调料 ● 香菜、生抽、醋、盐、白糖、香油、
　　　　白芝麻、老干妈辣椒酱各适量。

做法

1. 黄瓜洗净放在菜板上，用菜刀平拍，使黄瓜开裂，切小块；蒜洗净，剁碎；香菜洗净，切段。
2. 把拍好的黄瓜放到大碗中，加盐拌匀腌渍 10 分钟，沥干水分，加蒜末、香菜段、香油、醋、老干妈辣椒酱、白糖和少许生抽拌匀，撒上白芝麻即可。

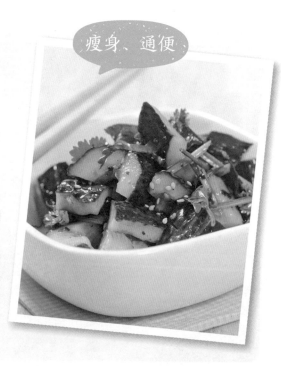

瘦身、通便

蓑衣黄瓜

利水消肿

材料 ● 黄瓜250克。

调料 ● 姜末、盐、白醋、白糖、葱丝、干朝天椒、白芝麻、植物油各适量。

做法

1. 黄瓜洗净，切去两头，整根切出蓑衣花刀，加盐腌渍5～10分钟，挤去水分；干朝天椒去蒂，切丝；白芝麻挑去杂质。

2. 油烧热炒香姜末，加朝天椒丝煸出红油，再淋入适量清水，用盐、白醋、白糖调味，大火烧沸后转小火熬煮5分钟，制成调味汁。

3. 取盘，放入切好的黄瓜，放上葱丝，均匀地淋入调味汁，撒上白芝麻即可。

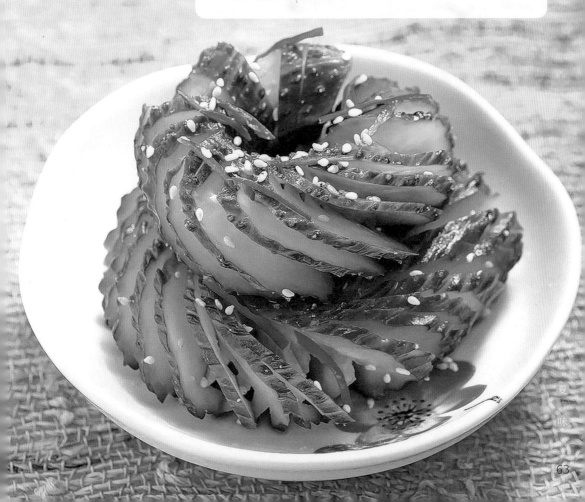

夏味

香蕉

清热解暑，益胃生津

性味归经： 性寒，味甘，归肺、大肠经

功　　效： 降压降脂，杀菌护肤，补充热量

不宜人群： 香蕉性寒滑肠，脾胃虚寒、便溏腹泻者不宜多食、生食

益胃生津，养护心肌

　　中医认为，香蕉有清热解暑、益胃生津、养阴润肺、润肠通便的作用，对便秘、痔疮等有一定的作用。香蕉富含钾，能维持神经和肌肉的正常功能，特别是心肌的正常运动。

> **养生提醒**
>
> 　　香蕉别空腹大量吃，否则会使血液中镁含量骤然升高，不利于心血管健康。

香蕉鸡蛋羹

保护心脏

材料 · 鸡蛋2个，香蕉1根，牛奶300毫升，枸杞子5克。

做法

1. 香蕉去皮，切薄片，留几片备用，其余的压泥。鸡蛋打成蛋液，加入牛奶、枸杞子、香蕉泥和香蕉片搅匀。

2. 将香蕉蛋液隔水蒸10分钟即可。

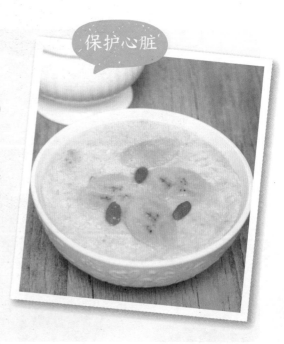

香蕉土豆泥

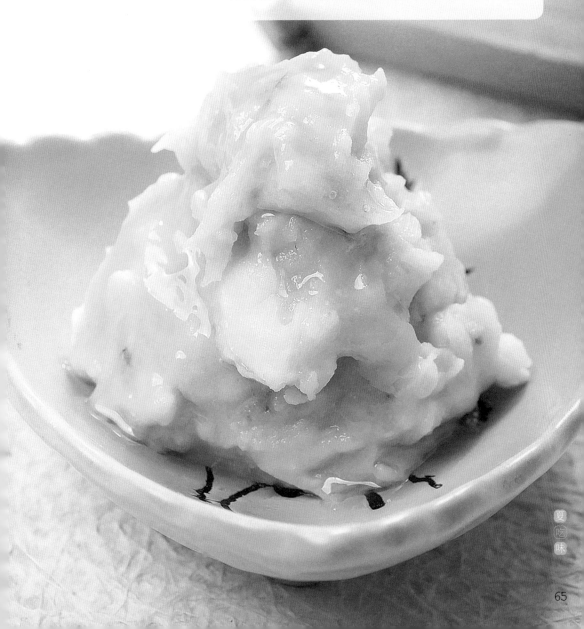

缓解便秘

材料 · 香蕉 200 克，土豆 50 克。

调料 · 蜂蜜适量。

做法

1. 香蕉去皮，果肉捣碎；土豆洗净，去皮。

2. 将土豆蒸熟，取出，压成泥状，放凉备用。

3. 将香蕉泥与土豆泥混合拌匀，淋上蜂蜜即可。

夏吃味

小满

吃苦尝鲜，健脾化湿

每年的 5 月 20 日、21 日或 22 日小满。

小满气候：小满是夏季的第二个节气，其含义是夏熟作物的籽粒开始灌浆饱满，但还未成熟，只是小满，还未大满。小满正是适宜水稻插栽的季节，象征着充满喜悦的收获日子即将到来。

小满三候：一候苦菜秀；二候靡草死；三候麦秋至。

注重健脾胃、除湿气

小满时节，雨水增多，湿气加重，天气时常变得阴闷潮湿，此时饮食应以清淡爽口的素食为主，多食用清热利湿、健脾养阴的食物，如红豆、绿豆、薏米、冬瓜、鲫鱼等。忌食肥腻辛辣、油煎熏烤的食物，如芥末、胡椒、辣椒等，以防体内邪火旺盛。

另外，要适当补充蛋白质，多食用豆类及豆制品，如豆腐、豆浆、豆粥、豆腐皮等。

养生提醒

《金匮要略·中风历节》中说："邪气中经，则身痒而隐疹。"小满是风疹、湿疹和荨麻疹等皮肤病的高发期，要注意保持衣物和肌肤的清爽干燥，不要穿潮湿的衣物，不要贪凉。

吃苦尝鲜、清热凉血就选苦菜

苦菜具有清热、凉血和解毒的功效，小满前后正是吃苦菜的时节。《本草纲目》中说："苦菜，久服，安心益气，轻身、耐老。"夏日吃苦，有益人体健康。

马齿苋

清热去火，排毒

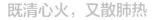

性味归经： 性寒，味甘、酸，归心、肝、脾、大肠经
功　　效： 清热解毒，利水祛湿，散血消肿
不宜人群： 体质虚寒者慎食

既清心火，又散肺热

　　夏季暑热易使人产生心火重、肺热旺的状况，马齿苋既清心火，又散肺热，它的排毒功效既走血分，又走皮肤，内外兼治，还能缓解人体上火、便秘等症状。

**养生
提醒**

　　鲜马齿苋宜选择新鲜脆嫩的，太蔫的汁液丧失比较多，口感不好。鲜马齿苋不易储存，最好即买即食。

蒜泥马齿苋

材料 ▸ 马齿苋100克，蒜、芝麻各10克。
调料 ▸ 葱丝10克，白砂糖、醋、花椒粉、
　　　　　酱油、味精、盐各适量。

做法

1. 马齿苋洗净，焯透，沥干；大蒜捣烂成泥；芝麻炒香，捣碎。
2. 将蒜泥、葱丝、白砂糖、醋、花椒粉、酱油、味精、盐加入到马齿苋中，拌匀，撒上熟芝麻碎即可。

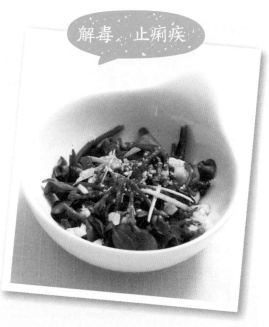

解毒　止痢疾

胡萝卜

增强免疫力，美容健肤

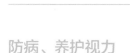

性味归经： 性平，味甘，归肺、脾经
功　　效： 滋肝明目，防癌
不宜人群： 喝酒的人不宜吃胡萝卜

防病、养护视力

胡萝卜中所含的类胡萝卜素能提高免疫力，降低疾病发生率；类胡萝卜素在体内可转化为维生素 A，对生长有益，还能帮助维持视力，改善皮肤粗糙问题。

养生提醒

胡萝卜中的主要营养成分是 β - 胡萝卜素，它只有溶解在油脂中时，人体才能吸收，所以科学的食用方法是将胡萝卜用油烹炒。

回锅胡萝卜

材料 ● 胡萝卜块 200 克，青蒜段 50 克。
调料 ● 辣豆瓣酱 20 克，葱末、姜末、盐各 3 克。

做法

1. 胡萝卜块入油锅炸至金黄色捞出。
2. 锅内留底油，下葱末、姜末和辣豆瓣酱爆香，倒入胡萝卜块翻炒，加盐和青蒜段，继续翻炒 1 分钟即可。

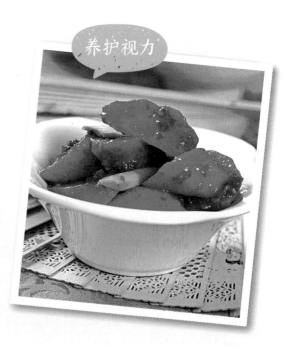

养护视力

胡萝卜炒木耳

改善皮肤粗糙

材料 • 胡萝卜 250 克，水发黑木耳 50 克。

调料 • 葱花、盐、鸡精、植物油各适量。

做法

1. 胡萝卜洗净，切丝；水发黑木耳择洗干净，撕成小朵。

2. 炒锅置火上，倒入适量植物油，待油温烧至七成热，加葱花炒出香味，放入胡萝卜丝翻炒均匀。

3. 加木耳和适量清水烧至胡萝卜丝熟透，用盐和鸡精调味即可。

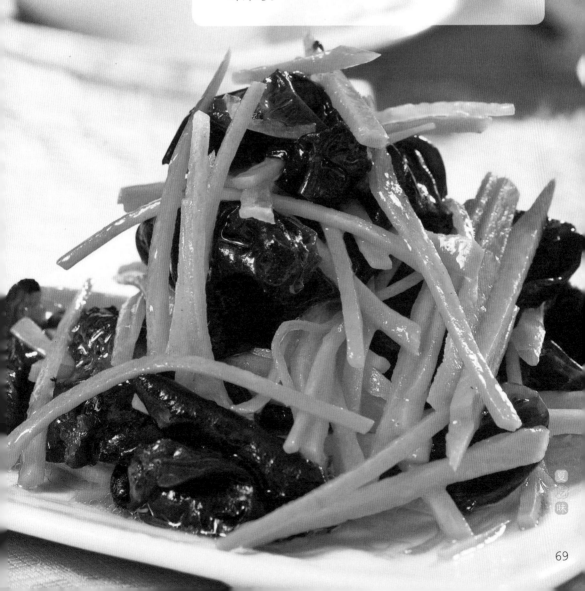

夏之味

红豆

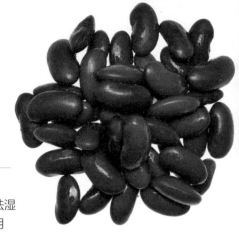

消暑祛湿全解决

性味归经： 性平，味甘，归心、脾经
功　　效： 补血，养心，解毒，润肠通便，通乳，利水祛湿
不宜人群： 红豆利水，会加重尿频症状，尿频者不宜食用

多食红豆健脾消肿

　　夏天炎热，人出汗多，若钾离子丢失过多，严重时可致心肌麻痹而危及生命。红豆富含钾，可入汤入粥，大量补充钾离子，还可健脾胃，增进食欲。此外，心、肾功能不好的老年人，夏季易发生下肢水肿，喝红豆汤亦可消肿。

百合红豆汤

材料 · 红豆 50 克，莲子 30 克，百合 5
克，陈皮 2 克。
调料 · 冰糖适量。
做法

1. 红豆和莲子分别洗净，浸泡 4 小时；
百合泡发，洗净；陈皮洗净。
2. 锅内加清水，放入红豆、莲子煮约
40 分钟，加陈皮、百合继续煮约 10
分钟，加冰糖煮至化开，搅匀即可。

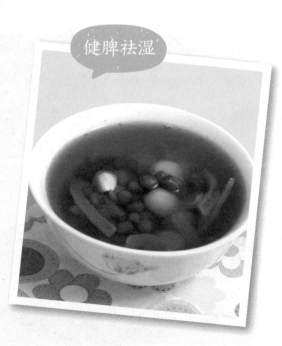

健脾祛湿

增进食欲

红豆山药糕

材料 ▪ 山药 80 克，红豆 30 克。

调料 ▪ 白糖 5 克，植物油适量。

做法

1. 红豆用电高压锅煮至熟软；山药去皮蒸熟，碾成泥。

2. 红豆倒入炒锅，加白糖用中火熬至水分蒸发，用铲子不定时翻动，防止粘锅。

3. 取四方形模具，涂上少许植物油，先放一层山药泥压平，接着把红豆铺在山药上，用勺子压紧实，再放山药抹平。

4. 稍凉凉后，取出，切小块即可。

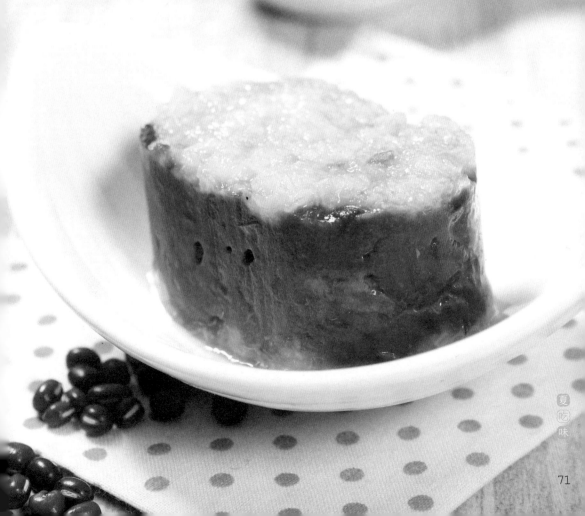

夏吃味

薏米 夏季祛湿好帮手

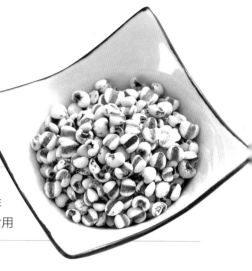

性味归经： 性凉，味甘、淡，归脾、肺、胃经
功　　效： 健脾益胃，补肺清热，养颜驻容，轻身延年
不宜人群： 孕妇不宜食用薏米；遗精、遗尿患者不宜食用

可缓解湿热

薏米是清除体内湿气的好食材，据《本草纲目》记载，薏米"健脾益胃，补肺清热，祛风胜湿，养颜驻容，轻身延年"，有利水消肿、健脾祛湿、清热排脓等功效。夏季多数时候很湿热，会让人疲倦乏力、浑身沉重，平素体弱的人容易出现眼皮胀、腿脚肿、小便少的症状，这时候，进行饮食调理是不错的选择。

养颜减肥

薏米中的纤维素含量居五谷之首，且低脂、低热量，是减肥的最佳主食。常食可以保持人体皮肤光泽细腻，消除粉刺、色斑，改善肤色。可搭配红豆做成薏米红豆汤，能健脾、祛湿、养血，身体常感疲倦乏力的人，可以多吃。

薏米花生豆浆

材料 ·黄豆50克，薏米30克，花生仁20克。

做法

1. 黄豆用清水浸泡8～12小时，洗净；薏米淘洗干净，用清水浸泡2小时；花生仁挑净杂质，洗净。

2. 将上述食材倒入全自动豆浆机中，加水至上、下水位线之间，按下"豆浆"键，煮至豆浆机提示豆浆做好，过滤即可。

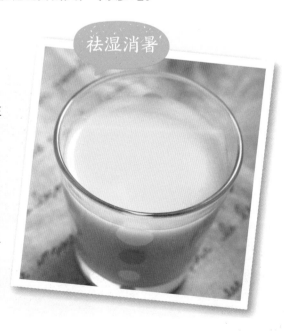

祛湿消暑

银耳薏米羹

滋阴养颜

材料 ▪ 薏米 80 克，银耳（干）20 克。

调料 ▪ 白糖 25 克，糖桂花 10 克，水淀粉 15 克。

做法

1. 薏米去杂质，洗净，用水浸泡 4 小时；银耳泡发，择洗干净，撕成小朵。

2. 锅中加入适量水，放入薏米煮滚后，改小火煮 30 分钟，下入银耳，煮至米粒软烂。

3. 薏米熟透后加入白糖烧沸，用水淀粉勾薄芡，加入糖桂花，出锅装碗即可。

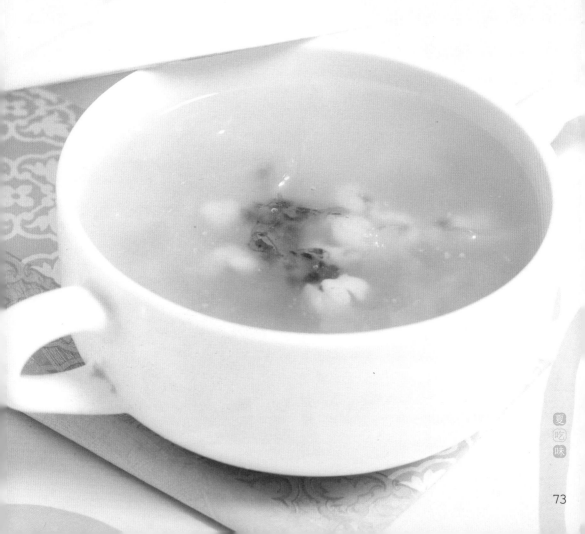

夏吃味

黄花菜

清热利湿
又健脑

性味归经： 性平，味甘，归肝、脾、肾经

功　　效： 益智安神，祛湿利水，解热除烦，宽胸利气，止血消炎

不宜人群： 患有皮肤瘙痒症者忌食；肠胃病患者慎食

夏季食用黄花解困倦

中医认为，黄花菜有健脾、祛湿利水的作用。黄花菜又叫忘忧草，被称为"健脑菜"，其中所富含的卵磷脂是大脑细胞的组成成分，对增强大脑功能有重要作用，可改善夏季容易出现的因困倦而注意力不集中等症状。

养生提醒

新鲜的黄花菜含有秋水仙素，俗称生物碱，对人体有害，所以不能生吃。

木须肉

排毒祛湿

材料 ▸ 猪肉75克，鸡蛋1个，木耳、黄花菜各10克。

调料 ▸ 盐2克，姜末5克，植物油适量。

做法

1. 木耳、黄花菜分别泡软，洗净；猪肉洗净，切片，滑散；鸡蛋打散，炒成块。

2. 锅内倒油烧热，炒香姜末，放入木耳、黄花菜翻炒，再放入猪肉片、鸡蛋块翻匀，加盐调味即可。

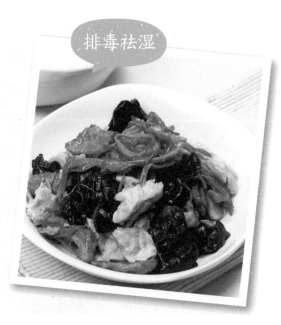

黄花菜瘦肉煲

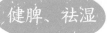
健脾、祛湿

材料 · 猪瘦肉50克，干黄花菜30克，百合10克，红枣4颗。

调料 · 葱段10克，生姜2片，盐3克。

做法

1. 干黄花菜用清水泡发，择洗干净；猪瘦肉去净筋膜，洗净，切丝；百合洗净；红枣洗净，去核。

2. 黄花菜、瘦肉丝、百合、红枣、葱段、姜片放入锅内，加入适量清水，大火煮沸后改为小火煲2小时，调入盐即可。

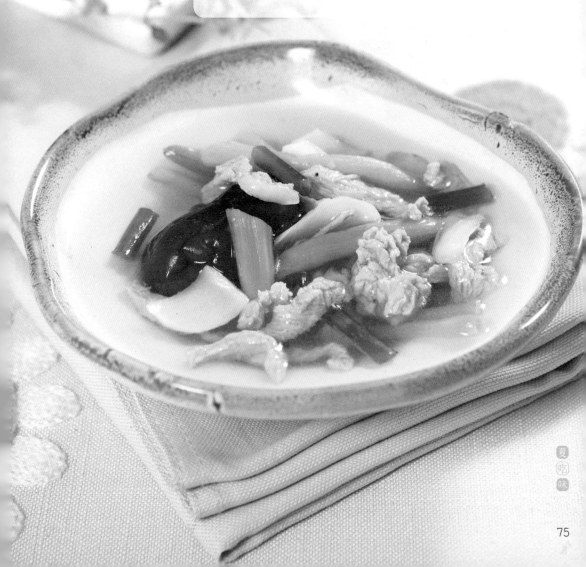

夏吃味

芒种

饮食宜清淡，祛湿解暑

每年的 6 月 5 日、6 日或 7 日芒种。

芒种气候：芒种，意为有芒的麦子快收，有芒的稻子可种。《月令七十二候集解》中记载："五月节，唯有芒之种谷可稼种矣。"此时，长江中下游地区将进入多雨的黄梅时节。

芒种三候：一候螳螂生；二候鵙始鸣；三候反舌无声。

多吃清淡食物、稍温辛

芒种时节，饮食调养方面应清补，尤其是中老年人，不要吃得过咸、过甜，以免引发血压、血脂、血糖波动。对女性而言，多吃清热利湿的食品，如绿豆、冬瓜等，以防妇科疾病。另外，长夏饮食要稍热，不能过于寒凉，要少食多餐，天气闷热、潮湿时，可吃点辛温之物如生姜等，有助排湿。

肥甘厚味的食物要少吃

夏季气候炎热，人体出汗较多，因此不宜食用肥甘厚味及燥热食品。元代医家朱丹溪在《茹谈论》中说过"少食肉食，多食谷菽菜果，自然冲和之味。"如人参等补品及药材性辛热，夏季食用会引起消化道及全身性的疾病或不适，如便秘、痔疮、口唇干裂、咽炎等。

养生提醒

芒种前后正好赶上我国重要传统节日之一的端午节，民间有谚语说："未食端午粽，破裘不可送。"这是告诉人们，端午节还没有过去，御寒的衣物不要脱去，以免受寒，尤其是长江中下游地区的梅雨天气，容易引起湿热疾病，要注意预防风湿病、关节炎和皮肤病等。

大米

补脾养五脏的五谷之长

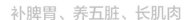

性味归经： 性平，味甘，归脾、胃经

功　　效： 健脾和胃，补中益气，长肌肉

不宜人群： 米粥血糖生成指数较高，糖尿病患者适量食用

补脾胃、养五脏、长肌肉

大米在中医中有很高的功效评价，《食鉴本草》中就有记载说大米有"补脾胃、养五脏、壮气力"的良好功效。研究表明，大米中富含多种营养成分，常吃可以提高人体免疫力、保持血管柔软，预防心脏病发作和中风。

红枣绿豆大米粥

材料 · 大米 150 克、绿豆 50 克、红枣 25 克。

做法

1. 大米淘洗干净，浸泡 30 分钟；绿豆洗净，浸泡 3 小时；红枣洗净，去核。
2. 锅中加适量清水，先放绿豆煮软，再加入大米煮成粥，最后放入红枣煮至黏稠。

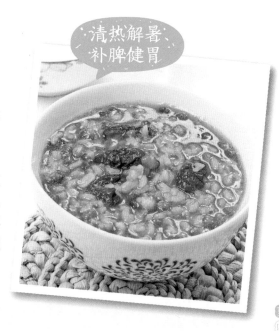

清热解暑
补脾健胃

夏吃味

绿豆

清热解毒的"济世之良谷"

性味归经： 性凉，味甘，归心、胃经

功　　效： 清热解毒，解暑祛燥，利尿降压，保护肾脏

不宜人群： 绿豆性凉，脾胃虚弱者不宜多吃；绿豆有解毒作用，
可降低药效，故服药者在服药期间不宜食用

常食绿豆解暑开胃

炎炎夏季，很容易食欲不佳，可常食用绿豆以解暑开胃，如绿豆汤等。绿豆富含蛋白质、磷脂等，有利于营养素补充；绿豆中含有的多糖具有增强血清脂蛋白活性的作用，可以保护心血管健康。

> **养生提醒**
>
> 不要用铁锅煮绿豆，铁锅会使绿豆汤变成黑色，这是因为绿豆中含有鞣酸，鞣酸和铁能发生化学反应，生成黑色的鞣酸铁。不但影响食欲、味道，还会对人体有害。

玉米绿豆大米粥

材料 ◦ 绿豆、玉米楂各40克，大米20克。

做法

1. 绿豆、玉米楂洗净后用水浸泡4小时；大米洗净，用水浸泡30分钟。
2. 锅内加适量清水烧开，加入玉米楂、绿豆和大米，大火煮开后转小火煮40分钟即可。

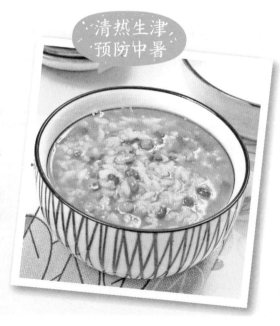

清热生津
预防中暑

百搭绿豆馅

低糖无添加

材料 绿豆 100 克。

调料 白糖 30 克，奶油 20 克。

做法

1. 绿豆洗净，加入水及白糖，一起放入蒸锅蒸熟，压碎成泥状。

2. 将融化的奶油与绿豆泥拌匀，放入面包机的内锅里，烘烤 7 分钟左右，充满奶香味的绿豆馅就做好了。

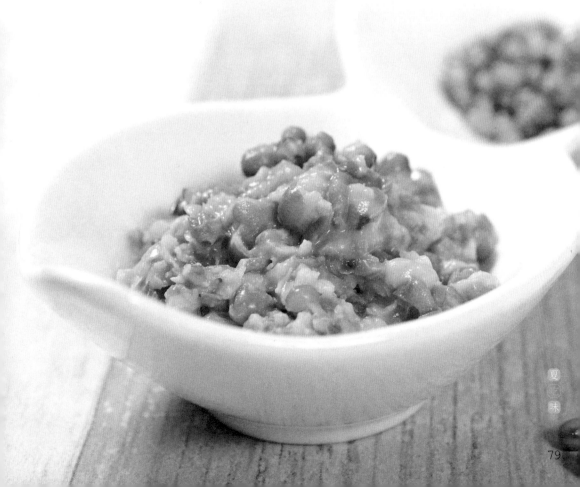

夏汤味

冬瓜 水水嫩嫩的解暑佳品

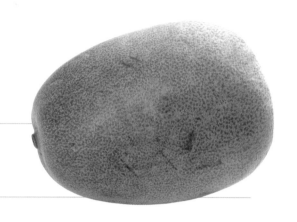

性味归经： 性凉，味甘，入肺、胃、膀胱经
功　　效： 清热解毒，护肾利水，消脂减肥
不宜人群： 冬瓜性凉，脾胃虚弱者不宜多吃

夏季吃冬瓜祛湿利尿

冬瓜有利尿作用，在闷热潮湿的夏季，常食冬瓜可排出体内多余的水分、湿热。冬瓜含有丙醇二酸，对糖分转化成脂肪有一定的抑制作用，具有减肥降脂作用。

降压利水

冬瓜富含蛋白质、膳食纤维和多种矿物质，且钾盐含量高，钠盐含量低，对于动脉硬化、冠心病、高血压、水肿、腹胀等有良好的辅助食疗作用。

清蒸冬瓜排骨汤

材料 · 猪排骨 500 克，冬瓜 300 克。
调料 · 盐 3 克，料酒 10 克，姜片、葱花各 2 克，鲜汤适量。

做法

1. 猪排骨洗净，剁成段，放入沸水中焯透，放入大碗中；冬瓜去皮及子，洗净，切成 0.5 厘米厚的片。
2. 锅内倒入鲜汤，加盐、料酒烧沸，放入葱花、姜片，撇去浮沫，倒入装有猪排骨的碗中，放入冬瓜片，入蒸锅蒸至猪排骨熟透，取出，撇去浮沫即可。

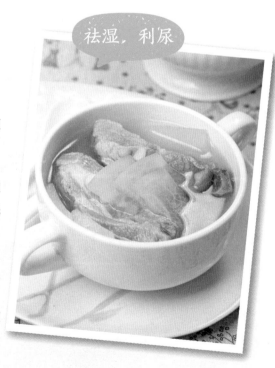

祛湿，利尿

消暑小芋圆

材料 ▪ 冬瓜 800 克，红薯、紫薯、小芋头各 300 克，地瓜粉、土豆淀粉各 200 克。

调料 ▪ 绵白糖 40 克，冰糖适量。

做法

1. 芋圆做法：①红薯、紫薯、小芋头去皮，洗净，隔水蒸熟后分别捣成泥。②将地瓜粉、土豆淀粉和绵白糖用少量水和成面团。③面团分成 3 份，分别与红薯泥、紫薯泥、芋头泥和匀，酌情加水和地瓜粉，直至面团光滑不粘手。④面团搓成手指粗细长条，切小段，用沸水煮熟即成。

2. 冬瓜洗净，去子，留皮，切小丁，放入锅中加水和冰糖，大火煮开，加适量芋圆，小火煮 20 分钟即可。

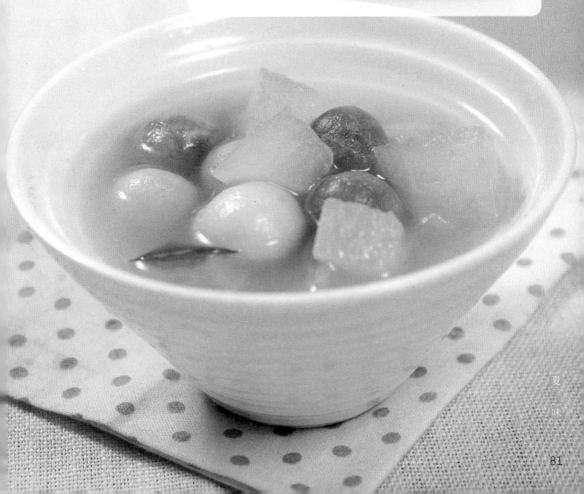

夏

味

81

扁豆 健脾和中 化暑湿

性味归经： 味甘，性平，入脾、胃经
功　　效： 和中化湿，补脾止泻，解暑除湿，降浊升清
不宜人群： 寒热病患者不可食用

夏季多吃扁豆健脾化湿、消暑热

　　夏季炎热、多雨，在高温高湿环境下，暑湿之气极易侵入脏腑，扁豆具有健脾化湿、消暑热的功效，可缓解暑湿造成的食欲不佳、胸闷头晕、烦躁乏力等症状。

养生提醒

　　扁豆要做熟透才能食用，因为它含有的凝集素和溶血素要经过高温才能彻底分解，否则食用后可引起中毒反应，产生腹泻、呕吐、恶心等。

清炒扁豆丝

材料 ● 扁豆300克。
调料 ● 蒜3瓣，盐、植物油各适量。
做法

1. 扁豆洗净，切丝；蒜瓣拍扁切碎。
2. 烧一锅水，加一小勺盐和几滴油，水开后放入扁豆丝灼一下，捞出过凉水。
3. 炒锅放油，爆香蒜末，加入扁豆丝快炒，加盐调味即可。

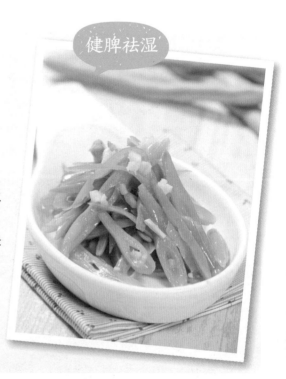

健脾祛湿

香菇扁豆

材料 • 鲜香菇 50 克，冬笋片 25 克，鲜扁豆 100 克。

调料 • 鸡精、料酒、姜末、盐、植物油各适量。

做法

1. 香菇去蒂，切成两半；冬笋片洗净，切成粗丝；扁豆洗净，撕掉筋，切为两段，放入沸水中焯一下，捞出沥干。

2. 锅内放入适量油，待油热后，放姜末煸香，然后放入香菇片、冬笋丝、扁豆，翻炒至扁豆变色，放入少量水、盐、料酒，小火焖一会，待汤汁收时，继续爆炒至熟，加鸡精调味即可。

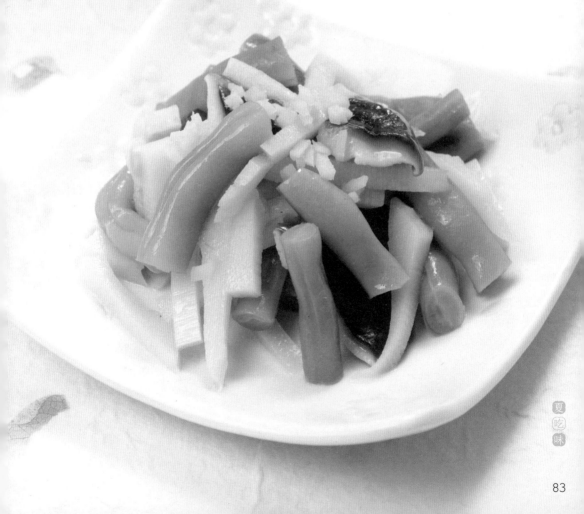

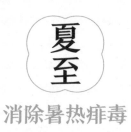

夏至

消除暑热痱毒

扫一扫，看视频

每年的 6 月 20 日、21 日或 22 日夏至。

夏至气候：夏至，为北半球夏季的开始，北半球的白天一天比一天缩短，黑夜一天比一天加长。此时气温继续升高，有"夏至不过不热"的说法。

夏至三候：一候鹿角解；二候蝉始鸣；三候半夏生。

适当多吃酸、咸、苦味食物

中医认为，此时应该多吃酸味食物以固表，多吃咸味食物以补心；夏至前后还可多吃苦味食物以清心，如苦瓜、菜花、油菜、莲子、仙人掌等，都能有效解热祛暑、排痱毒、抗菌消炎。

不可因暑热而贪凉

从中医角度来看，夏季体外越热，体内越冷，因此夏季饮食不可过寒，如《颐身集》所说，夏季心旺肾衰，即外热内寒，所以不宜多吃冷食，冷食贪多会寒伤脾胃，引发吐泻。西瓜、绿豆汤等可解暑热，适量食用，会给身体带来舒适感，但不要冰镇后吃，要常温食用。

养生提醒

另外，《素问·四气调神大论》中说："使志无怒，使华英成秀，使气得泄，若所爱在外，此夏气之应，养长之道也。"可见，夏天的精神调养也很重要，可以促进气机的通畅，达到"心静自然凉"的效果。

葡萄

夏天吃葡萄，堪比冬虫夏草

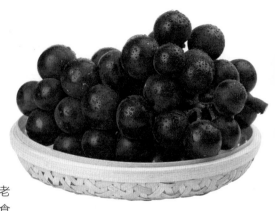

性味归经： 性平，味甘、酸，归肺、脾、肾经
功　　效： 快速补充糖分，保护血管，护肤，抗衰老
不宜人群： 葡萄的含糖量较高，糖尿病患者不宜多食

食葡萄可提神醒脑

葡萄富含葡萄糖和氨基酸，易吸收，为大脑供给能量，快速恢复大脑活力。夏季天气炎热，人很容易犯困、无精打采，这时不妨吃几颗葡萄来帮助提神、消除疲乏。

养生提醒

葡萄皮中富含花青素、白藜芦醇等，可软化血管、抗衰老，不要丢弃。

番茄葡萄饮

材料 ● 番茄200克，葡萄、苹果各100克。
调料 ● 柠檬汁适量。

做法

1. 番茄、苹果分别洗净，切丁；葡萄洗净，去子。
2. 将食材放入果汁机中，加适量饮用水，打好后倒入杯中，加入柠檬汁即可。

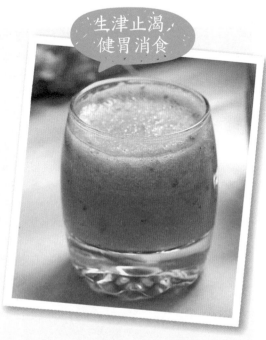

生津止渴
健胃消食

夏吃味

西瓜

暑天吃西瓜，药剂不用抓

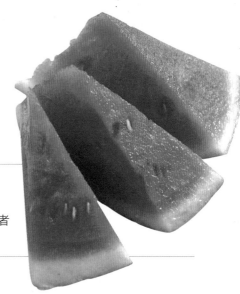

性味归经： 性寒，味甘，入心、胃、膀胱经

功　效： 除烦解暑，消炎护肤

不宜人群： 西瓜性寒，体质虚弱、月经过多、消化不良者以及慢性胃炎、年老体迈者，皆不宜多食

西瓜翠衣饮

材料 ◦ 西瓜皮少许。

做法

1. 将西瓜皮洗净，去掉青白色部分，留青皮部分，切丝。

2. 水煮沸后冲泡西瓜皮丝，温凉后饮用即可。

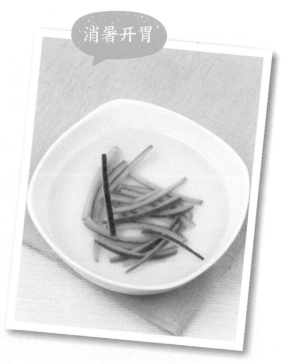

消暑开胃

山竹西瓜汁

清热解暑

材料 ▪ 山竹 3 个，西瓜 300 克。

做法

1. 将西瓜去皮、去子，用榨汁机榨成西瓜汁备用。
2. 山竹去皮、去核，用榨汁机打碎后，再倒入榨好的西瓜汁中即可。

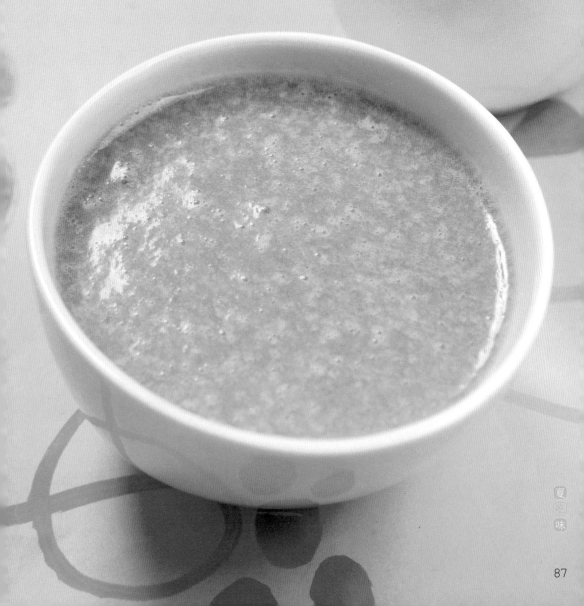

夏吃味

油菜

**家常油菜
可去热毒**

性味归经： 性平，味甘，归肝、脾、肺经
功　　效： 宽肠通便，排毒防癌，活血化瘀，降脂降压
不宜人群： 消化不良、胃病及腹泻者少食

夏季吃油菜凉血、祛热毒

夏季天气炎热，易引发口腔溃疡、牙龈出血等上火症状，油菜有一定的解毒凉血作用，且富含维生素，具有清热解毒的功效，多食用油菜可调理热毒疮疖，缓解上火症状。

降血脂、提高免疫力

油菜为低脂肪蔬菜，膳食纤维丰富，能与胆酸盐和食物中的胆固醇及甘油三酯结合，并通过粪便排出，从而减少脂类的吸收，具有降血脂、促进肠蠕动、提高免疫力的功效。

海米油菜

材料 · 油菜 200 克，海米 30 克。
调料 · 盐、葱花、鸡精、植物油各适量。
做法

1. 油菜洗净，切成 3 厘米长的段；海米用温水泡发洗净。
2. 将油菜放入沸水中焯一下，捞入冷水中过凉，挤净水分，备用。
3. 炒锅内放油烧热，放入葱花炒香，加入海米翻炒至其变色，调入盐、鸡精，放入油菜翻炒熟透即可。

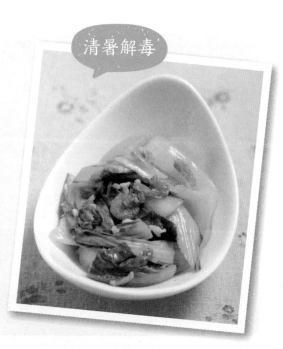

清暑解毒

㸆菜

减少脂类吸收

材料 ▸ 油菜 200 克。

调料 ▸ 干辣椒 2 个，八角 1 个，老抽、红糖、香油、植物油各适量。

做法

1. 油菜掰开，洗净。

2. 锅烧热后放少许植物油，油烧热后倒入油菜炒软，加干辣椒、八角、老抽、红糖和一大碗水，水烧开后，转小火慢㸆 10 分钟，至油菜酥软入味即可。

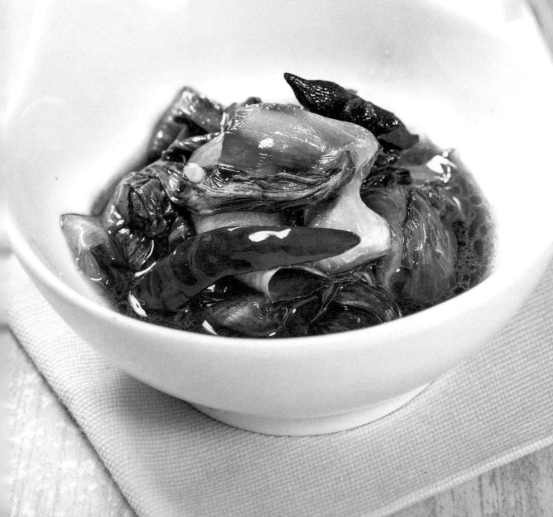

菠萝 消肿祛湿

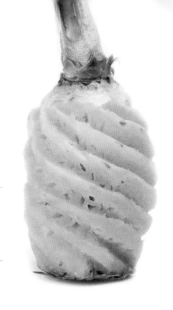

性味归经： 性平，味甘、酸，入胃、肾经
功　　效： 除烦解渴，消肿祛湿，促进消化，消炎利尿
不宜人群： 糖尿病、湿疹、胃溃疡患者不宜多食

补脾胃、助消化

菠萝具有补脾胃、固元气、益气血的功效。菠萝可以帮助解决消化不良的问题。菠萝蛋白酶可有效分解食物中的蛋白质，增加肠胃的蠕动。

清热解渴

菠萝富含维生素C、碳水化合物、水分及各种有机酸，可清热解暑、健脾解渴、醒酒益气。

菠萝豆腐

材料 ▪ 豆腐200克，菠萝肉50克。
调料 ▪ 葱末、姜末、蒜末各5克，植物油、番茄酱各10克，盐3克。

做法

1. 将豆腐切小块，在沸水中焯一下；菠萝肉切成小丁，入淡盐水中泡5分钟。
2. 锅置火上，倒入植物油烧至六成热，放入葱末、姜末、蒜末爆香，倒入番茄酱熬出红油，再倒入豆腐块和菠萝丁炒熟，加盐翻炒均匀即可。

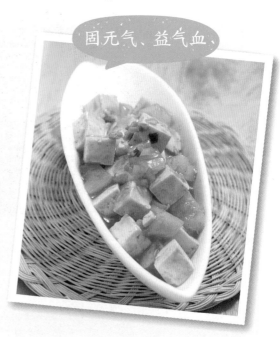

固元气、益气血

菠萝咕咾肉

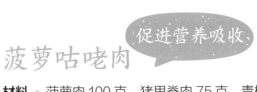

促进营养吸收

材料 ▪ 菠萝肉 100 克，猪里脊肉 75 克，青椒、红椒各 20 克。

调料 ▪ 醋、番茄酱、水淀粉各 5 克，盐 2 克，植物油适量。

做法

1. 菠萝肉切块；猪肉洗净、切块，加入水淀粉拌匀；青椒、红椒洗净，切片。

2. 油锅烧热，放入猪肉块炒至将熟，放入菠萝块、青椒、红椒片，加入盐、醋、番茄酱炒匀，用水淀粉勾芡即可。

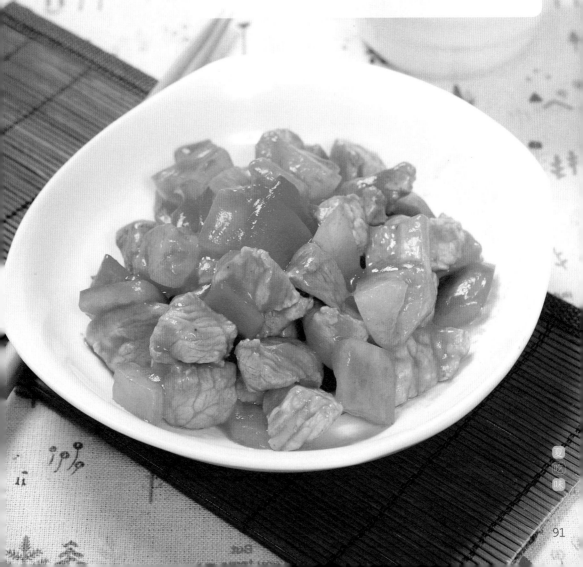

夏吃味

小暑

祛湿热，防腹泻

每年的 7 月 6 日、7 日或 8 日小暑。

小暑气候：小暑节气表示天气开始炎热了，但还没到最热的时候，不过南方等地的平均气温仍可达到 26℃，偶尔还会更高。小暑天气潮湿闷热，雷雨较多，"倒黄梅"的现象时有发生。

小暑三候：一候温风至；二候蟋蟀居宇；三候鹰始鸷。

多食用消暑祛湿食物

常言道"热在三伏"，此时正是入伏天的开始。民间度过三伏天的办法是吃清凉消暑的食品，俗话说"头伏饺子二伏面，三伏烙饼摊鸡蛋"，这种吃法便是为了使身体多出汗，排出体内的各种毒素。如果天气炎热导致食欲不好，可以多喝粥，用荷叶加薏米或生姜加大米等熬煮成消暑汤、粥，不仅解暑，还能祛湿。

多食酸，生津、杀菌、助消化

夏季人们的毛孔张开，容易让阳气发散。如果不及时补水，很容易伤津损阳气。除了多喝水，还可以食用一些生津的食物，一般来说，酸味食物，如番茄、柠檬、葡萄等，能生津止渴、健胃消食，还能增加胃液酸度，帮助消化杀菌，可适当多吃。

养生提醒

做到定时起床、定时入睡，最好迟睡早起，有条件的话，坚持午休。小暑到来，天气虽然越发炎热，但坚持运动可使人精力旺盛，注意选择舒缓的运动方式，可在早晚天气相对凉爽时，进行慢跑、散步、打太极拳和游泳等运动。

豆腐干 夏日百搭佳品

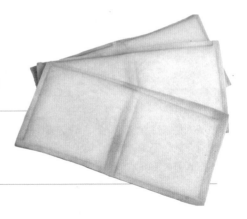

性味归经： 性凉，味甘，归脾、胃、大肠经
功　效： 补充营养，养护心脏
不宜人群： 痛风、尿酸过高、容易腹泻者不宜食

豆制品补充优质蛋白质

在高温天气，人体热量消耗大，人也容易变得懒散，优质蛋白质可以弥补人体的损耗，还能让人有精气神。

保护心脏

豆腐干所含卵磷脂可除掉附着在血管壁上的胆固醇，防止血管硬化，预防心血管疾病，保护心脏。

椒丝豆腐干

材料 · 豆腐干300克，青红彩椒20克。
调料 · 盐4克，香油5克，香菜15克。
做法
1. 将豆腐干洗净，切成丝；青红彩椒洗净，去蒂及子，切丝；香菜洗净，切段。
2. 锅内放油烧热，加豆腐干丝、青红彩椒丝翻炒片刻，加盐，淋上香油，撒上香菜段即可。

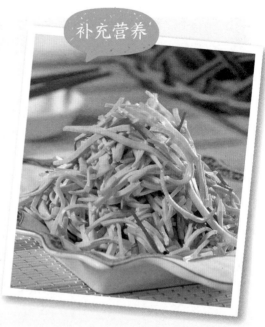

补充营养

夏吃味

生姜

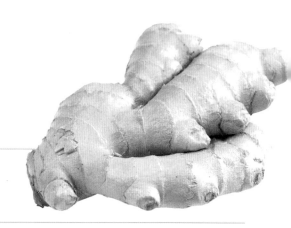

冬吃萝卜夏吃姜，不劳医生开药方

性味归经： 性温，味辛，入脾、胃、肺经
功　　效： 开胃促消化，杀菌，暖胃祛寒
不宜人群： 皮肤病患者、痔疮患者不宜多吃

祛除体内风寒

夏季人体受暑热侵袭，为了消暑习惯开过低温度的空调、吹电风扇，较大的室内外温差很容易导致感冒。喝点姜汤，能加速血液循环，祛除体内风寒。炎热好贪凉，爱喝冷饮、爱吃凉菜，很容易引起胃寒。胃寒是冬病的一种，俗称"冬吃萝卜，夏吃姜"，夏季吃些姜，可以冬病夏治，是治愈胃寒的最好时机。

杀菌祛病又养颜

夏季也是细菌活跃的季节，人体很容易受到细菌的侵袭。生姜具有杀菌解毒的作用，夏季吃姜可以预防急性肠胃炎、肠道炎、牙周炎；生姜还可以抑制皮肤真菌，辅助治疗多种痈肿疮毒。生姜有很强的抗氧化性，可以抗衰老。另外，常吃姜还可以帮助调理降血脂，防止动脉硬化。

生姜粥

材料 ▪ 生姜 10 克，大米 25 克，枸杞子 5 克。

做法

1. 生姜洗净、去皮、切末；大米淘洗干净；枸杞子洗净。
2. 锅置火上，加适量清水煮沸，放入大米、生姜末煮沸，加入枸杞子，用小火熬煮 30 分钟即可。

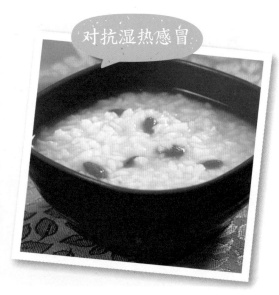

对抗湿热感冒

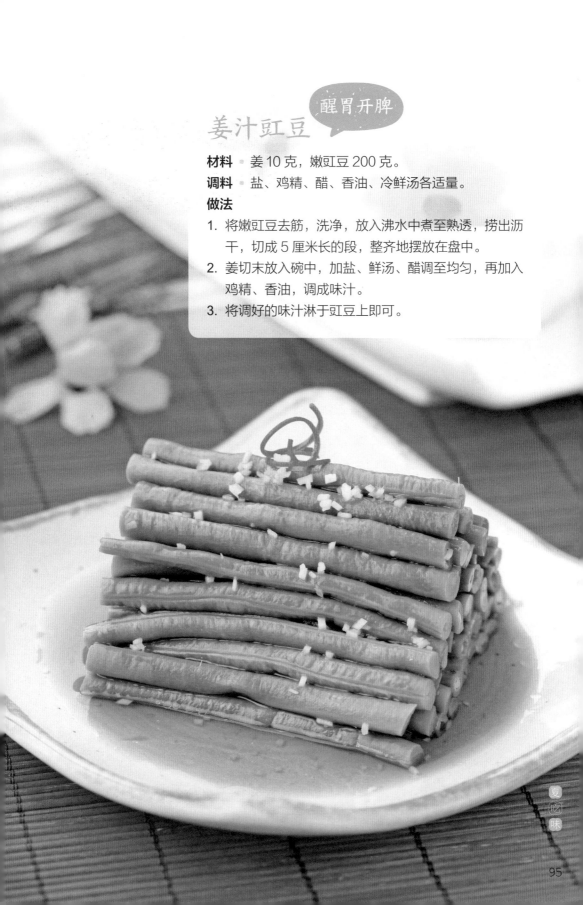

姜汁豇豆

醒胃开脾

材料 · 姜 10 克，嫩豇豆 200 克。

调料 · 盐、鸡精、醋、香油、冷鲜汤各适量。

做法

1. 将嫩豇豆去筋，洗净，放入沸水中煮至熟透，捞出沥干，切成 5 厘米长的段，整齐地摆放在盘中。

2. 姜切末放入碗中，加盐、鲜汤、醋调至均匀，再加入鸡精、香油，调成味汁。

3. 将调好的味汁淋于豇豆上即可。

夏吃味

黄鳝

小暑黄鳝赛人参

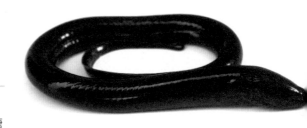

性味归经： 性温，味甘，归肝、脾、肾经
功　　效： 保护眼睛，增强记忆，辅助降糖
不宜人群： 皮肤病患者不宜多食

夏令黄鳝赛人参

　　农历四月至端午节前后的鳝鱼圆肥丰满、柔嫩鲜美，有"夏令黄鳝赛人参"之说。鳝鱼富含的鳝鱼素可调节血糖，十分适合糖尿病患者食用。

养生提醒

　　鳝鱼虽然营养价值高，但不宜食用过多，以免造成消化不良。

响爆鳝糊

补脑降糖

材料 ▸ 小黄鳝 500 克，洋葱 100 克。
调料 ▸ 植物油、香葱段、姜末、蒜泥、酱油、盐、白糖、料酒、水淀粉、白胡椒粉、香油各适量。

做法

1. 将鳝鱼收拾干净，切成细长条；洋葱去外皮，切丝。
2. 锅置火上，放油烧热，爆香香葱段、姜末，下入洋葱丝煸炒，放入鳝鱼段，依次放入料酒、酱油、盐、白糖炒匀，再继续加热约 5 分钟，用水淀粉勾芡，盛入盘中，中间顶端放入蒜泥。
3. 锅置火上，放入香油，待极热时，将其浇在鳝糊上，撒上白胡椒粉即可。

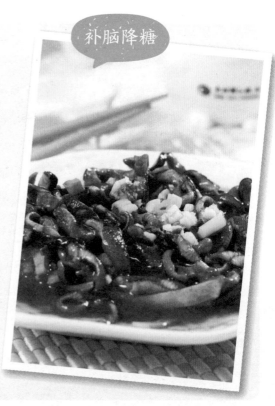

红椒爆鳝段

清热解毒

材料 · 净鳝鱼 150 克，鲜红椒 100 克。

调料 · 姜丝、蒜末、料酒各 5 克，盐 2 克，植物油适量。

做法

1. 鳝鱼洗净，切段，用料酒腌约 5 分钟；鲜红椒洗净，去蒂，切段。

2. 油锅烧热，放入鳝鱼段略炒，盛出。

3. 锅内留油，爆香姜丝、蒜末，放入红椒段和鳝鱼段，加盐炒匀即可。

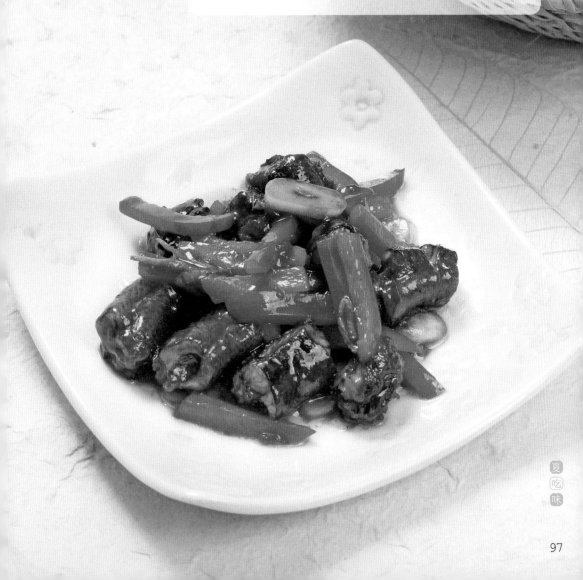

夏吃味

大暑

多吃苦，防暑不松懈

每年的 7 月 22 日、23 日或 24 日大暑。

大暑气候：大暑正值中伏前后，是一年中最热的时期。此时，茉莉花、荷花盛开，香气浓郁，民间有饮伏茶、晒伏姜、烧伏香等习俗。

大暑三候：一候腐草为萤；二候土润溽暑；三候大雨时行。

多吃些燥湿健脾的食物

大暑时节，除炎热外，还会出现多雨的天气，气候特点以潮湿闷热为主。所以，从传统养生学的角度，要特别注意对暑湿的预防。暑湿侵害人体可出现胸膈满闷、饮食无味、口中黏腻、头昏脑涨、肢体困重等症状，所以应以消暑清热、化湿健脾的方式进行预防或调养。

益气养阴的食物不可少

大暑天气酷热，出汗较多，容易耗气伤阴。此时，人们常常是"无病三分虚"。因此，除了要及时补充水分外，还应常吃一些益气养阴的食物来增强体质，使湿热之邪无机可乘，但所选食物一定要清淡，不可过于滋腻，否则易伤胃，导致消化不良。苦瓜、鸭、莴笋、番茄、山药、红枣、鸡蛋、牛奶、蜂蜜、莲藕、木耳、豆浆、百合等，都是夏日进补的佳品。

丝瓜

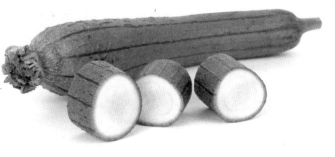

解暑除烦的
美容佳品

性味归经：性凉、味甘，归肝、胃经
功　　效：清热利肠，解暑除烦
不宜人群：脾胃虚寒、腹泻者不宜食用

解暑促进食欲

大暑天气酷热，出汗多，脾胃活动相对较差，人会感觉比较累和食欲不振，夏季吃丝瓜具有清热化痰、凉血解毒、解暑除烦、通经活络的功效，可以多吃一些。

美容佳品

丝瓜富含防止皮肤老化的 B 族维生素及增白皮肤的维生素 C 等成分，能保护皮肤、消除斑块，使皮肤洁白、细嫩，故丝瓜汁有"美人水"之称。

丝瓜猪肝瘦肉汤

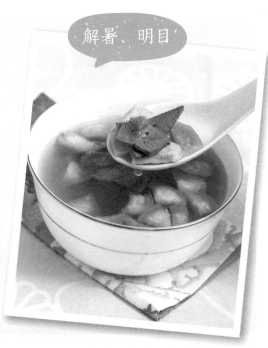

解暑、明目

材料 ▪ 猪肝、猪瘦肉各 100 克，丝瓜
　　　 250 克。
调料 ▪ 姜片、胡椒粉、盐各适量。
做法
1. 丝瓜去皮，洗净，切滚刀块；猪瘦
　 肉、猪肝洗净，切薄片，用盐腌 10
　 分钟。
2. 丝瓜块、姜片放入沸水锅中，小火煮
　 沸几分钟后，放入猪肝片、瘦肉片煮
　 至熟，加入胡椒粉调味即可。

夏吃味

苦瓜

十苦九补
属苦瓜

性味归经： 性寒，味苦，归心、肝经
功　　效： 增进食欲，防癌抗癌，控糖降压
不宜人群： 苦瓜中含有奎宁，且性寒，孕妇应慎食

清热消暑"君子菜"

　　苦瓜虽然味苦，但是从不会把苦味传给配菜，所以获得了"君子菜"的美誉。《本草纲目》曰："苦除邪热，解劳乏，清心明目。"这是因为苦瓜中含有的苦瓜苷有清热消暑的功效，还对中暑发热、结膜炎等有一定疗效。

凉拌苦瓜

材料 · 苦瓜 300 克，干辣椒段适量。
调料 · 盐 4 克，蒜末、醋各 5 克。
做法

1. 苦瓜洗净，切开，去瓤，切成片，焯熟后捞出过凉，控净水。
2. 将苦瓜片和蒜蓉、盐、醋、干辣椒段拌匀即可。

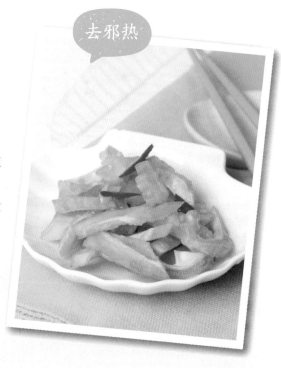

去邪热

苦瓜排骨汤

解暑
增强食欲

材料 ● 苦瓜 250 克，排骨 200 克。

调料 ● 葱段、姜片、料酒、盐各适量。

做法

1. 苦瓜洗净，切块，焯水；排骨洗净，切块。

2. 锅内加适量，加入排骨，大火烧开后放入葱段、姜片、料酒，煮 30 分钟后加入苦瓜同煮 10 分钟，加盐调味即可。

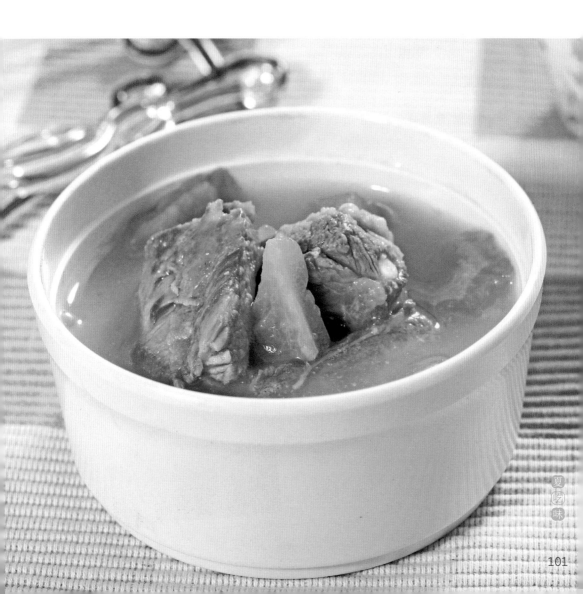

夏吃味

鸭

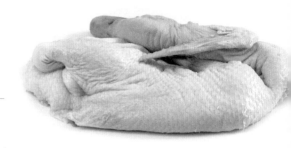

防苦夏，
吃吃鸭

性味归经： 性平、味甘、微咸，入肺、肾经
功　　效： 消肿消炎，化痰止咳，保护血管
不宜人群： 鸭肉性平偏凉，脾胃虚弱者不宜多食

夏季进补的清补好料

　　进入夏季后很多人容易出现"苦夏"的症状——胃口下降、身体乏力、体重减轻，主要是由于天气的暑热和体虚造成的。如果夏季忽视对身体的滋补，就容易导致体质虚弱。

　　由于夏季人体的肠胃系统较弱，进补时要以清淡为主，肉类中的鸭子是最好的选择。鸭肉有清热、补血、养胃生津等功效，夏季吃鸭既能给身体补充排汗消耗的营养，又能缓解"苦夏"带来的影响。

醪糟鸭

材料 · 半片鸭1个，醪糟1瓶。
调料 · 枸杞子、白胡椒粉、盐各适量。
做法
1. 将半片鸭洗净，剁成小块，放入枸杞子、白胡椒粉、盐各1小勺，倒入半瓶醪糟，戴上一次性手套，抓拌均匀，放入冰箱中冷藏4~5小时。
2. 将醪糟鸭放入微波炉，用高火加热30分钟即可。

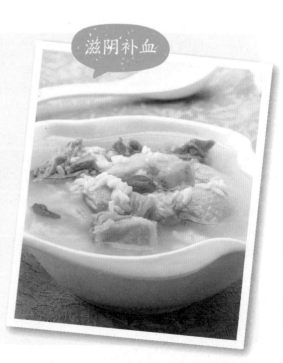

滋阴补血

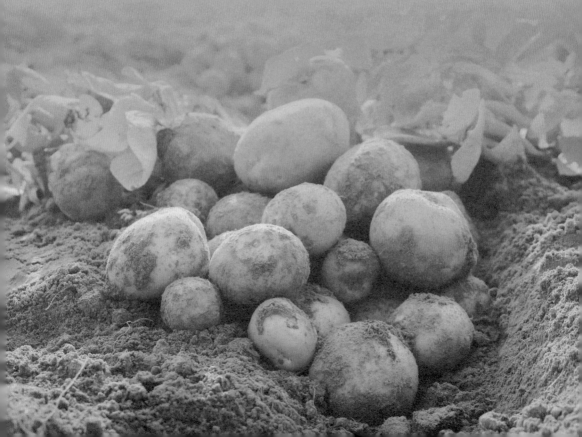

秋
吃
韵

秋处露秋寒霜降，
滋阴养阳防燥气。

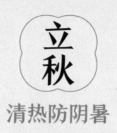

立秋

清热防阴暑

扫一扫，看视频

每年8月7日、8日或9日立秋。

立秋气候：立秋，指暑去凉来，意味着秋天的开始。到了立秋时节，梧桐树开始落叶，天气逐渐由热转凉。立秋是秋季的第一个节气。

立秋三候：一候凉风至；二候白露生；三候寒蝉鸣。

减辛增酸，忌生冷，重养肺

针对秋季养生，《素问·藏气法时论》认为："肺主秋，肺欲收，急食酸以收之，用酸补之，辛泻之。"意为酸味可收敛肺气，辛味发散泻肺，秋天宜收不宜散，要多酸少辛。另外，天气由热转凉，要忌食生冷，避免造成肠胃消化不良，发生消化道疾患。

滋阴防暑的食物不可少

立秋之后，气候多变，气温也随之变化较大，同时秋风秋雨的天气会不时出现。此时除要及时补充水分外，还不能过食寒凉之物，防阴暑，滋养身体，润肺养阴。但食物一定要清淡，不可过于滋补，也不可过于贪凉，否则易伤胃，导致消化不良，适宜食用的食物有黑芝麻、蜂蜜、桃、山楂、枸杞子、百合、酸枣、大米、糯米等。

养生提醒

所谓贴秋膘，就是要增加皮下脂肪的含量，春、夏季是人体升发消耗的季节，立秋以后要补充之前消耗的营养物质和能量，封藏在身体中，开始为御寒做准备。

蜂蜜 秋季润燥好帮手

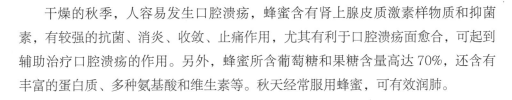

性味归经： 性平，味甘，归脾、肺、大肠经
功　　效： 抗菌消炎，促进消化，护肤美容，润肠通便
不宜人群： 蜂蜜中糖分过高，糖尿病患者不宜食用

润肺去燥，预防口腔溃疡

干燥的秋季，人容易发生口腔溃疡，蜂蜜含有肾上腺皮质激素样物质和抑菌素，有较强的抗菌、消炎、收敛、止痛作用，尤其有利于口腔溃疡面愈合，可起到辅助治疗口腔溃疡的作用。另外，蜂蜜所含葡萄糖和果糖含量高达70%，还含有丰富的蛋白质、多种氨基酸和维生素等。秋天经常服用蜂蜜，可有效润肺。

洋参百合蜜饮

材料 · 西洋参5克，鲜百合50克，蜂蜜30克。

做法

1. 将西洋参、百合洗净，放入砂锅内。
2. 加清水，煎1小时，待温后加蜂蜜拌匀即可。

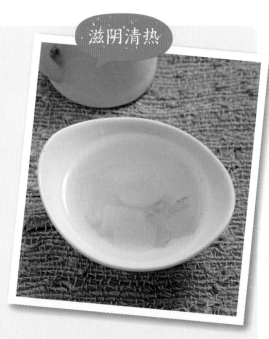

滋阴清热

秋吃韵

黑芝麻 滋阴又护发

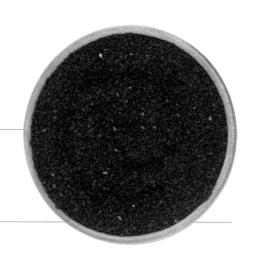

性味归经： 性平，味甘，归肝、肾、肺、脾经
功　　效： 滋补肝肾，生津润肠，润肤乌发，
　　　　　　抗衰祛斑，健脑益智
不宜人群： 患有慢性肠炎、便溏腹泻者忌食

入秋后常食黑芝麻防秋季脱发

　　进入秋季，天气逐渐干燥，人体会存在津液不足的现象，头发也会出现脱落现象。"发为血之余"，黑芝麻可补血、强肾，在秋季，应多食用黑芝麻，对于防治白发和脱发等有很好的功效。

黑芝麻黑米豆浆

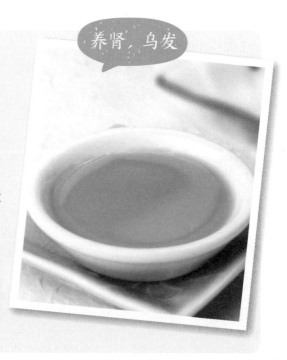

养肾，乌发

材料 ▸ 黑豆60克，黑米20克，花生仁、
　　　　黑芝麻碎各10克。

做法

1. 黑豆、黑米、花生仁洗净。
2. 将全部食材倒入豆浆机中，加适量水，打成豆浆即可。

芝麻花生糕

材料 · 白芝麻仁 10 克，黑芝麻 60 克，花生仁 100 克，桑葚 30 克，大米粉 300 克，糯米粉 700 克。

调料 · 白糖适量。

做法

1. 桑葚洗净，与白芝麻仁一起放入锅内，加适量水，煎 20 分钟后取汁，将汁倒入盛有大米粉、糯米粉、白糖的大碗中。

2. 花生仁研碎，也放入碗中，将粉揉成面团，做成糕坯，在糕上撒上黑芝麻，上蒸笼蒸 20 分钟即可。

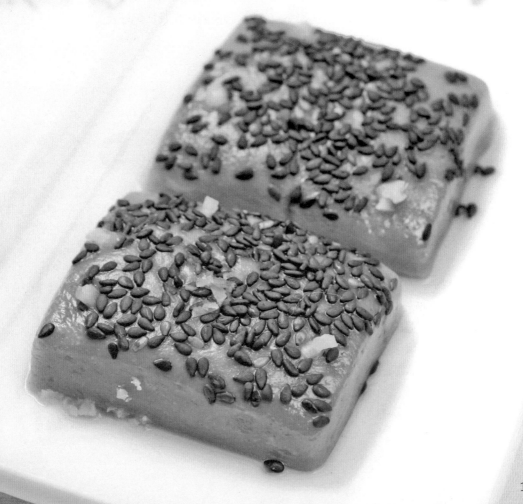

秋吃韵

银耳 物美价廉的"燕窝"

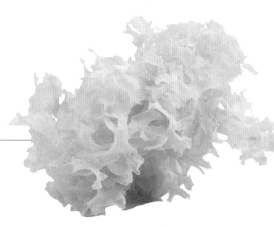

性味归经: 性平、味甘,归肺、胃、肾经
功　　效: 滋阴养颜,清肠和胃
不宜人群: 外感风寒、出血症、糖尿病患者慎用

滋阴养颜,预防骨质疏松

　　银耳富含天然植物性胶质,滋阴养颜、清肠和胃,长期服用可去除脸部黄褐斑、雀斑。银耳还是一种富含膳食纤维的减肥食品,可帮助胃肠蠕动,减少脂肪吸收。另外,银耳富含的维生素 D 可防止钙的流失,预防老年性骨质疏松症。

白萝卜银耳汤

材料 · 白萝卜 100 克,银耳 10 克,鸭汤适量。

调料 · 盐、香油各少许。

做法

1. 将白萝卜洗净,切成丝;银耳泡发,去除杂质,撕成朵。

2. 将白萝卜和银耳放入清淡的鸭汤中,用小火炖熟,加盐与香油调味即可。

润肺生津

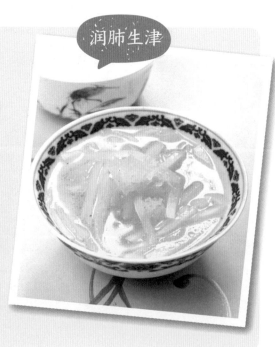

银耳木瓜排骨汤

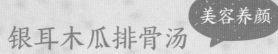
美容养颜

材料 · 猪排骨 250 克，干银耳 5 克，木瓜 100 克。

调料 · 盐、葱段、姜片各适量。

做法

1. 银耳泡发，洗净，撕成小朵；木瓜去皮、去子，切成滚刀块；排骨洗净，切段，焯水备用。

2. 汤锅加清水，放入排骨、葱段、姜片同煮，大火烧开后放入银耳，小火慢炖约 1 小时。

3. 把木瓜放入汤中，再炖 15 分钟，调入盐搅匀即可。

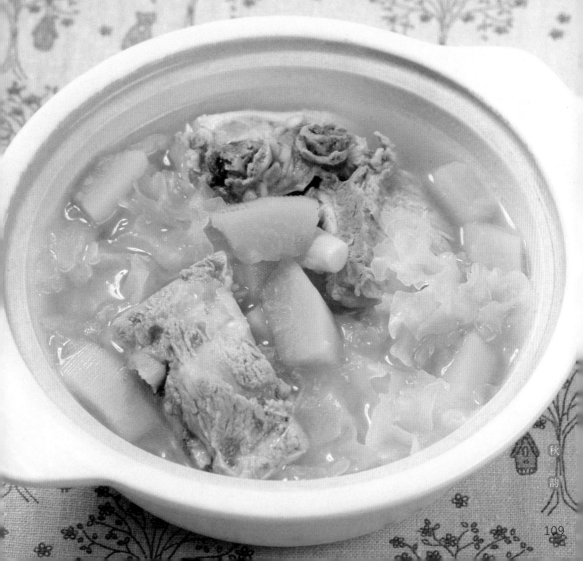

秋韵

山楂 收敛肺气

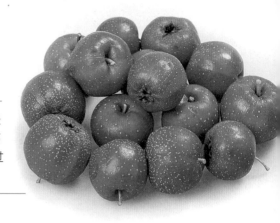

性味归经: 性微温, 味酸、甘, 归脾、胃、肝经
功 效: 健胃消食, 活血化瘀, 抗衰老, 防癌
不宜人群: 山楂味道较酸, 脾胃虚弱者和胃酸过
多者不宜食用

很好的收敛肺气食物

立秋以后, 肺气宜收不宜散, 食酸味食品可收敛肺气, 山楂就是很好的收敛肺气的食物。另外,《本草纲目》称其可"化饮食, 消肉积、滞血胀痛, 治腰痛有效", 尤其是其活血化瘀的作用, 可辅助治疗女性血瘀型痛经。

山楂罐头

材料 · 山楂 200 克, 冰糖 20 克。
做法

1. 山楂洗净, 去蒂、去核。
2. 锅内加水烧开后加入冰糖熬化, 放入山楂, 水开后转小火煮 10 ~ 15 分钟即可。将山楂连同糖水倒入容器中, 凉后放入冰箱冷藏, 随吃随取。

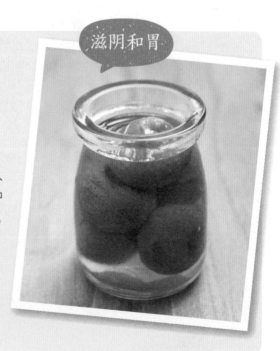

滋阴和胃

金糕

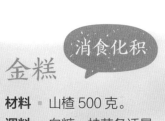

消食化积

材料 · 山楂 500 克。

调料 · 白糖、桂花各适量。

做法

1. 山楂洗净，切开，去子。

2. 锅中放水烧开，放入山楂，大火煮开至山楂变软，然后继续煮，一边煮一边用勺子不断搅拌，汤汁略显黏稠时放入白糖，继续搅拌至山楂成膏状且很黏勺子。

3. 盛出放在大碗中，等到稍微凉一些，迅速扣入模具中，脱模即可成型，撒上几片桂花即可。

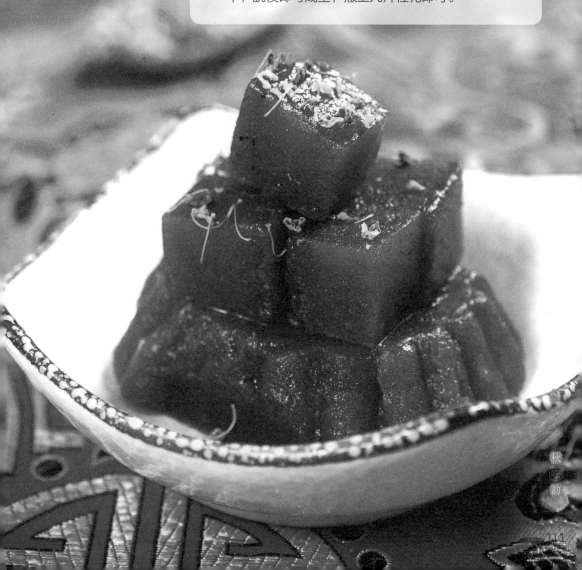

桃 桃为肺之果

性味归经： 性温，味甘、酸，归胃、大肠经
功　　效： 补益气血，养阴生津，活血化瘀，润肠通便
不宜人群： 糖尿病患者不宜多吃

立秋养肺，多食桃

立秋代表秋天开始，秋天应注重养肺，古人说"桃为肺之果"，中医认为，桃子肉甜汁多，具有生津、润肠的作用，适量吃桃子可有效润肺，还可缓解慢性支气管炎、支气管扩张等引起的干咳、咯血、盗汗等，起到养阴生津、补气润肺的保健作用。

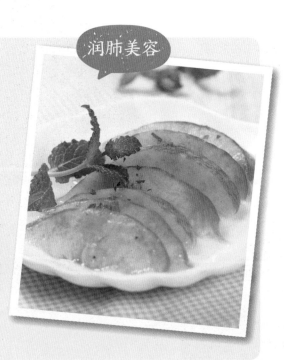

润肺美容

梅酒仙桃

材料 ◦ 水蜜桃 2 个，青梅酒 100 克。
调料 ◦ 柠檬汁 30 克，干薄荷、鲜薄荷各少许。

做法
1. 水蜜桃洗净，去皮、去核，切片。
2. 青梅酒倒入容器中，倒入柠檬汁；干薄荷揉碎，放进青梅酒中。
3. 水蜜桃片摆放在容器内，淋入调好的青梅酒，浸泡 15 分钟左右取出，点缀鲜薄荷即可。

处暑

防秋燥，清肺热

每年的 8 月 22 日、23 日或 24 日处暑。

处暑气候：七月中，处，止也，暑气至此而止，处暑的意思是夏天的暑热正式终止，迎来秋高气爽的初秋。

处暑三候为：一候鹰乃祭鸟；二候天地始肃；三候禾乃登。

多食凉性食物，少食辛热食物，以去秋燥

采取饮食养生的方法对秋燥有很好的预防作用，适当吃一些性凉多汁的蔬菜水果和流食，如黄瓜、番茄、冬瓜、百合、秋葵、梨、苹果、柑橘等，不但有利于维生素的补充，还能够增加水分的摄入。尽可能少吃花椒、辣椒等辛热食物，更不宜吃烧烤食品，以免加重秋燥的症状。

平补、润补相结合

秋季人体精气开始封藏，进食补品易吸收藏纳，有助于增强身体素质，因此，秋季是最佳的进补季节。秋季应当注意润补，即养阴生津润肺，采取平补、润补相结合的方法，以达到养阴润肺的目的。可适当多吃红枣、莲子、山药、桂圆等食物，少食姜、葱、蒜、韭菜、大料、茴香等辛辣食品。

养生提醒

处暑处于夏秋转化之时，天气变化无常，早晚温差也比较大，天气忽冷忽热，非常容易引发感冒。但是如果在处暑就过早开始保暖，穿得过多，体温过高，又非常容易在干燥的秋天上火，这也是为什么会有"春捂秋冻"这一说法的原因。

秋吃韵

百合

润燥、清肺
好食材

性味归经： 性微寒，味甘、微苦，归心、肺经

功 效： 润肺止咳，宁心安神，美容养颜，防癌抗癌

不宜人群： 阳虚体质者应少食

百合最润肺

百合清心养肺，适合四季食用。秋季天干气燥，肺气不足，是最适合养肺的季节。百合具有很好的养肺润肺、止咳平喘功效，尤其是鲜百合，含有黏液，具有润燥清热、化痰生津的作用，对肺燥和肺热咳嗽有较好的疗效。

雪梨百合冰糖饮

材料 • 雪梨1个，百合10克。

调料 • 冰糖适量。

做法

1. 将雪梨洗净，去皮去子，果肉切成小块；百合洗净，浸泡20分钟。

2. 锅内加适量清水，放入雪梨块、百合、冰糖，大火烧沸后转小火煮至百合软烂离火，待茶汤温热后即可饮用。

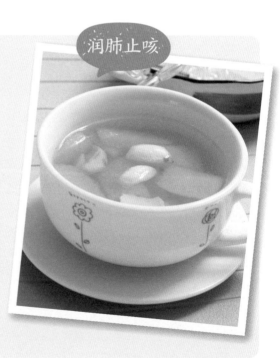

润肺止咳

百合银耳炖香蕉

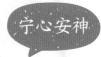

宁心安神

材料 • 香蕉2根，鲜百合100克，干银耳10克，枸杞子5克。

调料 • 冰糖适量。

做法

1. 银耳洗净，用清水泡开，去蒂，撕成小朵；香蕉去皮，切小段。

2. 银耳放入炖盅中，加入适量清水，隔水炖30分钟，加入鲜百合、香蕉段、枸杞子、冰糖，隔水炖30分钟即可。

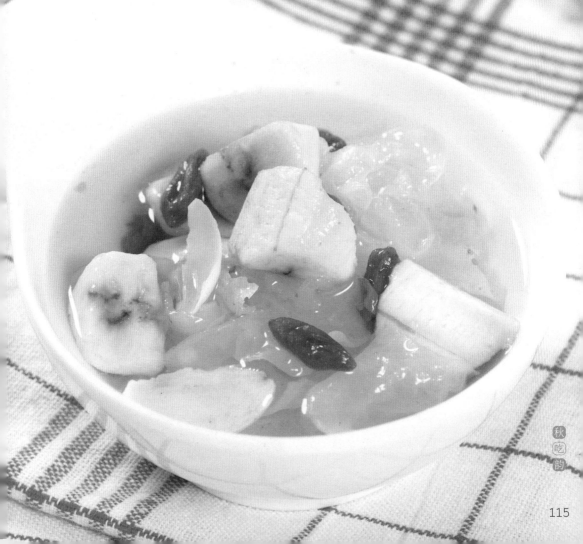

秋吃韵

梨

处暑梨子，
解燥最妙

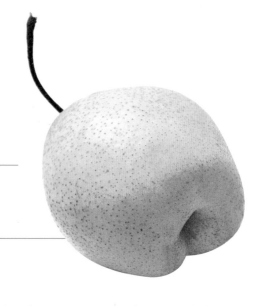

性味归经： 性凉，味甘、微酸，归肺、胃、心经
功　　效： 清心润肺，清热降压，缓解秋燥
不宜人群： 脾胃虚弱者少吃

生津润燥的百果之宗

　　"燥"是秋天的气候特点之一，人们在秋天容易口干舌燥，咽部不适，皮肤瘙痒、干裂，而肺与秋相应，所以肺很容易受到秋燥的侵袭。梨子汁鲜味美，有"百白果之宗"的美誉，具有清热润肺、化痰止咳、降火解暑、利尿的功效。

秋季清凉养生佳品

　　冠心病、高血压、肝炎、肝硬化等患者在季节交替之时容易出现头晕目眩、心悸耳鸣的症状，经常吃梨，有较好的滋润效果。此外，梨中所含的非可溶性纤维可帮助预防便秘、结肠癌、直肠癌等。

银耳雪梨汤

润肺止咳

材料 · 银耳50克，雪梨1个，杏仁10克，胡萝卜150克。
调料 · 陈皮、蜜枣、枸杞子各适量。
做法
1. 银耳用清水泡发，去黄蒂，撕成小朵；雪梨洗净，去皮、去核，切小块；杏仁洗净；胡萝卜洗净，切小块。
2. 锅内倒入八分满的水，加入陈皮，待水煮沸后，放入银耳、雪梨块、杏仁、枸杞子、蜜枣和胡萝卜块，大火煮20分钟，转小火继续炖煮约3小时即可。

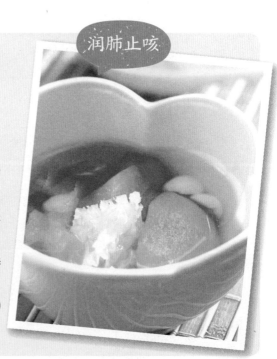

薏米雪梨粥

清热 润肺 止咳

材料 · 薏米、大米各10克，雪梨200克。

调料 · 白糖适量。

做法

1. 薏米淘洗干净，浸泡4小时；大米淘洗干净；雪梨洗净，去皮和蒂，除核，切丁。

2. 锅置火上，加薏米、大米和适量清水，用大火煮沸，转小火煮至米粒熟烂后，放入雪梨丁煮沸，加白糖调味即可。

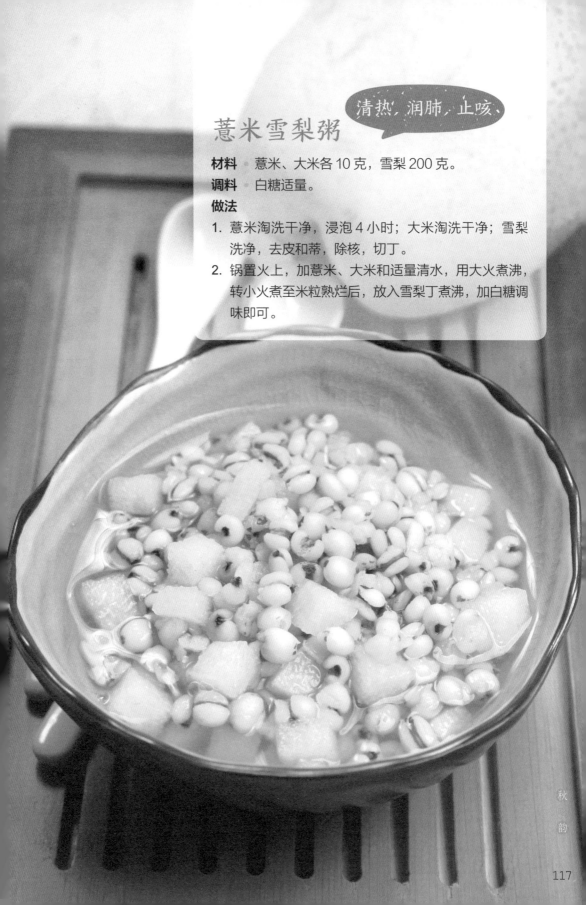

秋韵

秋葵 养脾胃，清肺热

性味归经： 性寒、滑，味甘，归心、肺、肾、胃、肝及膀胱经
功　　效： 清热养胃，增强体力，强肾不虚，保护肝脏
不宜人群： 胃肠虚寒、肠胃功能不佳的人不宜食用

处暑食用秋葵养肠胃

　　夏、秋两季是秋葵大量上市的时候，常食有清肺热、缓解疲劳的功效。秋葵分泌的黏蛋白可促进胃肠蠕动，帮助消化，保护胃壁，对治疗胃炎和胃溃疡，提高食欲，改善消化不良等症有益。

秋葵鲜虾粥

材料 • 秋葵 80 克，鲜虾、大米各 25 克，猪肉 20 克。

调料 • 姜碎、冬菜各 5 克，胡椒粉、香油各适量。

做法

1. 秋葵洗净，切片；鲜虾洗净，加少许盐腌渍；猪肉洗净，切碎；大米洗净。

2. 锅内倒适量水、大米，大火烧开，煮 30 分钟，加姜碎煮 5 分钟，再加入冬菜、鲜虾、猪肉稍煮，加入秋葵煮 1 分钟，加香油、胡椒粉调味即可。

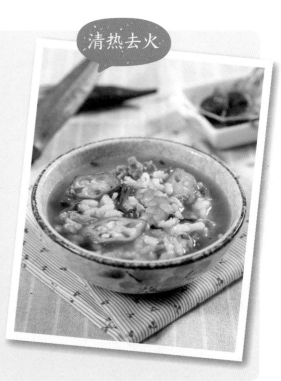

清热去火

金汤素三鲜

解暑润肺

材料 • 竹笋 10 克, 秋葵 6 个, 南瓜 40 克, 蟹味菇 15 克, 枸杞子 2 克。

调料 • 素高汤 300 克, 盐适量。

做法

1. 竹笋用淡盐水泡发, 洗净, 沥干, 切小段; 秋葵洗净; 南瓜去皮、去子, 切薄片; 蟹味菇、枸杞子洗净。

2. 竹笋段、秋葵、蟹味菇放入素高汤中煮熟, 捞出, 沥干, 秋葵纵切两半。

3. 南瓜片蒸软, 捣泥, 混一点素高汤拌成南瓜浓汁。

4. 秋葵垫底整齐码盘, 竹笋段码在秋葵上, 浇南瓜浓汁, 再码上蟹味菇, 放几颗枸杞子即可。

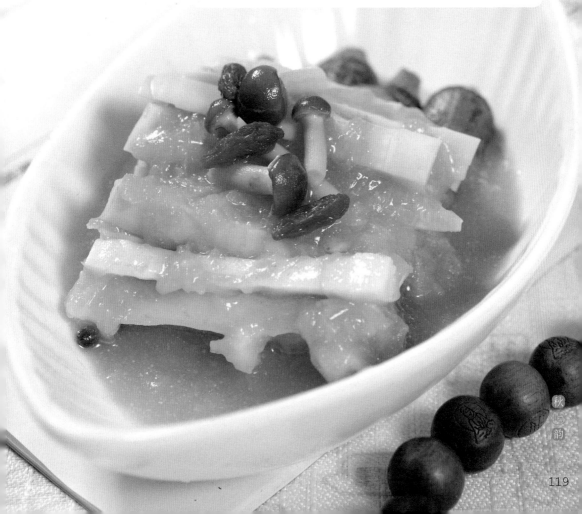

茭白

**秋茭出水
白如玉**

性味归经： 性寒，味甘，入肺、脾、肝经
功　　效： 清肺补脾，利尿解毒，解酒，减肥美容
不宜人群： 脾虚胃寒者、腹泻者不宜多食

秋季多食茭白可解毒、润肺

　　茭白味道鲜美，营养价值高，含有丰富的维生素、矿物质。秋季正是茭白最鲜美的时候，适量食用可开胃解毒、润肺滋阴。茭白与莼菜、鲈鱼并称为江南三大名菜。

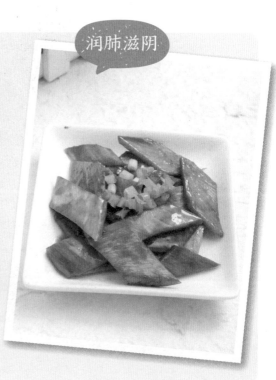

润肺滋阴

油焖茭白

材料 · 茭白500克。
调料 · 老抽、白糖、葱末、植物油各适量。
做法

1. 茭白剥去外皮，洗净剖开切成菱形片。
2. 锅内倒油烧热，下茭白片煸炒，加白糖调味，加入老抽调色。
3. 翻炒均匀后，加入清水，大火烧开，转中火焖至入味，关火，撒上葱末即可。

茄汁菠萝茭白

利尿去湿

材料 ● 茭白 400 克，菠萝 50 克，青椒 20 克。

调料 ● 番茄酱 15 克，蒜片、水淀粉、白糖、盐各适量。

做法

1. 菠萝去皮切片，放盐水中泡 10 分钟；茭白去皮，切成厚一点的片，用沸水焯熟；青椒洗净，去蒂，切片。

2. 油烧热，放入蒜片、青椒片炒香，放番茄酱、菠萝片、茭白片翻炒，加盐、白糖炒入味，用水淀粉勾芡即可。

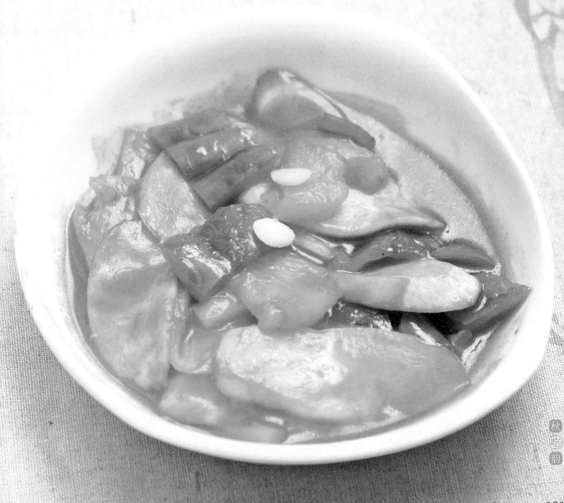

秋吃韵

白露

养阴润肺，防腹泻

每年 9 月 7 日、8 日或 9 日白露。

白露气候：白露，天气逐渐转凉，会在清晨时分发现地面和叶子上有许多露珠。进入白露以后，在晚上会感到一丝丝的凉意。

白露三候：一候鸿雁来；二候元鸟归；三候群鸟养馐。

多吃些滋阴润燥的食物

白露前后的天气体现了秋季最明显的干燥特点，雨少天干，燥邪伤人，容易耗人津液，使人出现口干、唇干、鼻干、咽干及大便干结、皮肤干裂等症状。在饮食方面要注意多喝开水、菜汤、豆浆、牛奶等，也可选用一些宣肺化痰、滋阴益气的中药，如人参、沙参、西洋参、杏仁、川贝等。

饮食要清淡，维生素不可少

秋季饮食应该以清淡为主，少食辛辣，避免因秋燥而引起或加重呼吸道相关病症。同时要多补充富含维生素的食物，如绿叶蔬菜、香菇、白菜、萝卜、葡萄、橘子、柿子、梨、玉米、红薯、芝麻、蜂蜜等。

养生提醒

俗语说，"白露夜寒白天热"，白露过后，早晚温差加大，人体内环境也有其调整和适应的过程，很多人夏天时血压控制得很好，但一到秋季就频频升高。这是因为血管对气候的变化非常敏感，在夏季，它处于舒张状态，一旦遇到气温骤降的情况，血管就会收缩，导致管腔狭窄，容易引起血管痉挛和血压波动，给心脏带来较大的负担，从而影响人体的生理功能。因此，高血压患者秋季应注意，在医生指导下，根据血压情况适当调整药物，避免血压波动过大而导致心血管突发疾病。

橘子 一身都是宝

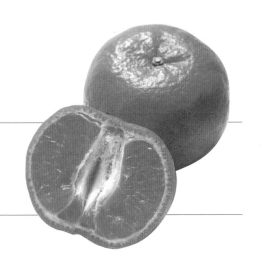

性味归经： 性温，味甘、酸，入肺、胃经
功　　效： 润肺止咳，降血压，美容养颜
不宜人群： 风寒感冒咳嗽者、脾胃虚弱者、女
　　　　　　性生理期及产妇不宜过多食用

生津止渴，润肺化痰

　　橘子含有大量烟酸、维生素 C 等营养物质，可生津止渴、润肺化痰。橘子一身都是宝，鲜橘皮适用于疏肝破气、消积化滞；陈皮可理气调中，燥湿化痰；橘络可润肺，还能使人的血管保持正常的弹性和密度；橘核有散结、止痛的功效。

猕猴桃橘子汁

材料 • 猕猴桃、橘子各 150 克。
调料 • 蜂蜜适量。
做法
1. 猕猴桃、橘子均去皮，切小块。
2. 将上述食材放入果汁机，加入适量饮用水搅打均匀，然后调入蜂蜜即可。

生津止渴

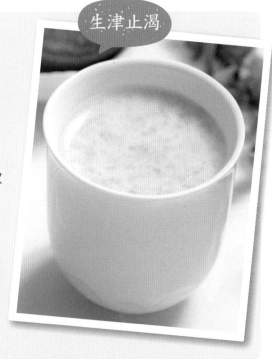

秋吃韵

玉米 滋阴润肺 养脾胃

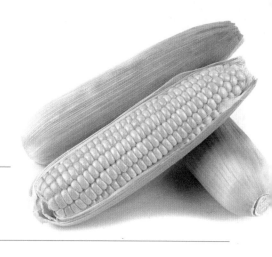

性味归经： 性平，味甘，归胃、大肠经
功　　效： 降低胆固醇，延缓衰老，防癌健脑
不宜人群： 腹胀、尿失禁者不宜食用

防高血压的"黄金作物"

　　秋季是玉米上市的季节，玉米因其营养丰富而被称为"黄金作物"。中医认为，玉米有润肺、健脾利尿的功效。特别是从立秋到秋分，暑热未消、降雨频繁，最应当补脾，玉米可养肺润燥、调中健脾、利尿消肿，是上佳补品，经常食用能预防动脉硬化、心脑血管疾病、高胆固醇血症、高血压等疾病。玉米含有黄体素、玉米黄质，对眼睛有益，可延缓眼睛老化。

松仁玉米

材料 • 玉米粒 300 克，松子仁 50 克，青椒 20 克，红椒 15 克。

调料 • 葱花、白糖各 10 克，盐 2 克，植物油、香油各少许。

做法

1. 青椒、红椒分别洗净，去蒂和子，切成小丁；玉米粒放入沸水中煮至八成熟，捞出沥干水分。

2. 锅置火上，放油烧至温热，放入松子仁，炸至淡黄色出锅。

3. 锅烧热，倒油，下葱花煸香，下青椒丁、红椒丁、玉米粒炒熟，调入盐、白糖、香油，出锅后撒上松子仁即可。

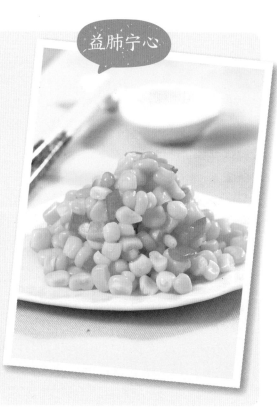

益肺宁心

椒盐玉米段

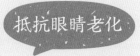

抵抗眼睛老化

材料 ● 甜玉米2个。

调料 ● 椒盐、植物油各适量。

做法

1. 玉米洗净，切小节，再十字切开为四小段。

2. 锅热后加比平时炒菜量多的油，下玉米段不断翻炒至九分熟，盖上锅盖焖几分钟，加椒盐再翻炒熟即可。

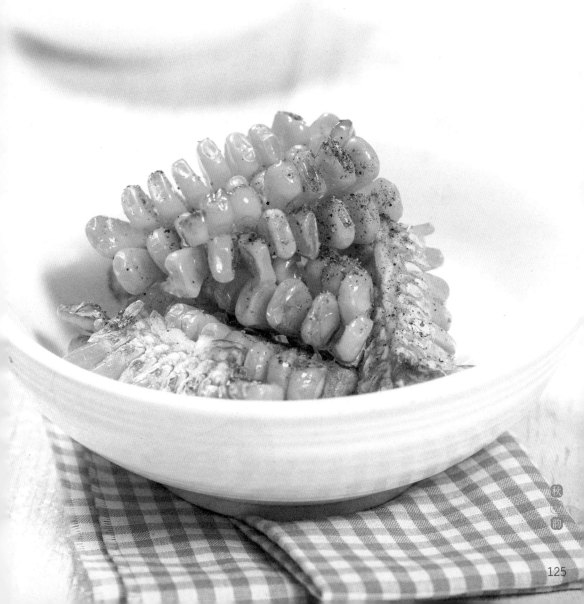

秋之韵

红薯 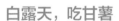 甘甜润燥

性味归经： 性平，味甘，归脾、肾经

功　　效： 通便排毒，防癌抗癌，减肥瘦身，益寿养颜

不宜人群： 红薯食后易胀气，胃溃疡患者、胃酸过多者及
容易胀气的人不宜多食，尤其不宜空腹食用

白露天，吃甘薯

在天气干燥的秋季，尤其是白露之后，最适宜吃润燥甘甜的食物，红薯就是其中最具代表性的润燥食品之一。

防止动脉粥样硬化

红薯所含的黏液物质，如黏液蛋白、黏液多糖等能保持人体心血管壁的弹性，防止动脉粥样硬化的发生，还能保持呼吸道、消化道、关节腔的润滑；其所含的膳食纤维能刺激肠道，增强肠道蠕动，通便排毒。

红薯粥

材料 · 大米 20 克，红薯 75 克。

做法

1. 大米淘洗干净，加水浸泡；红薯洗净，去皮，切小丁。
2. 锅置火上，倒入适量清水煮沸，将大米倒入其中，大火煮沸，放入红薯丁转至小火熬煮 20 分钟即可。

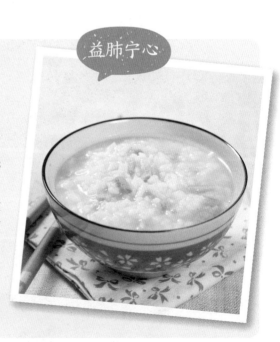

益肺宁心

拔丝红薯

润燥、促排便

材料 ◦ 红薯 300 克。

调料 ◦ 绵白糖 90 克，植物油 500 克。

做法

1. 红薯洗净去皮，切成大小均匀的滚刀块。

2. 锅烧热后倒入植物油，中火将油烧至五成热时倒入切好的红薯块，转中小火，不时用漏勺沿边轻轻推动，炸至金黄色捞出。

3. 将油全部倒出，接着倒入白糖，用小火，一直不停地用铲子轻轻搅动，使白糖熔化均匀，慢慢熬至浅红色，看到出现的泡沫由大变小，用铲子舀起糖汁，能成一条线状时，说明糖已熬好。

4. 迅速放入红薯块，翻动，使其均匀地裹上糖汁，装盘即可。

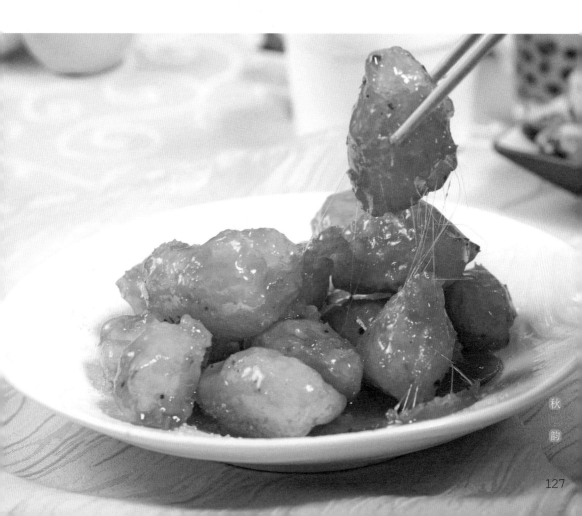

秋韵

竹荪 "真菌皇后"

性味归经： 性凉，味甘、微苦，归肺、胃经
功　　效： 润肺止咳，补气养阴，清热利湿
不宜人群： 脾胃虚寒之人不要吃太多

养肺佳品

中医认为，竹荪具有滋补强壮、益气补脑、宁神健体、补气养阴、润肺止咳、清热利湿的功效，对调理老年人咳嗽、喘气效果很好。

养生提醒

竹荪在烹饪前要先去掉根部小白圈，不然会有点怪味道，不喜欢头部网状的也可以去掉，只留下竹荪筒煲汤。竹荪不宜长时间炖煮，所以当汤快煲成时再放入即可。

竹荪金针汤

预防血栓

材料 ● 干木耳、竹荪各 20 克，金针菇 50 克，排骨 100 克。

调料 ● 盐适量。

做法

1. 排骨洗净，切小块，焯烫，捞出；木耳泡发好，洗净，撕成小朵；竹荪发好，沥干，切小段；金针菇洗净，切段。
2. 锅置火上，倒入清水烧开，放排骨转小火熬煮 1 小时，加金针菇、竹荪、木耳，煮开后焖 5 分钟，撒盐即可。

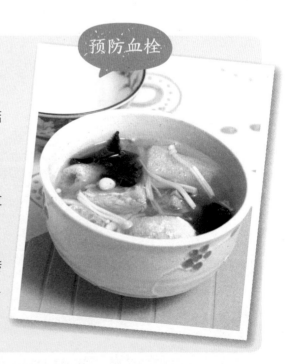

海参竹荪汤 滋阴补血

材料 ▪ 海参 50 克，红枣 20 克，干银耳、竹荪、枸杞子各 10 克。

调料 ▪ 盐适量。

做法

1. 海参、竹荪入清水中泡发洗净，切丝；红枣去核，洗净，浸泡；银耳泡发，去蒂，洗净，撕成小朵。

2. 锅中倒入适量清水，放入银耳、海参丝、红枣，大火煮沸后改小火煮约 20 分钟，加入枸杞子、竹荪丝煮约 5 分钟，加盐调味即可。

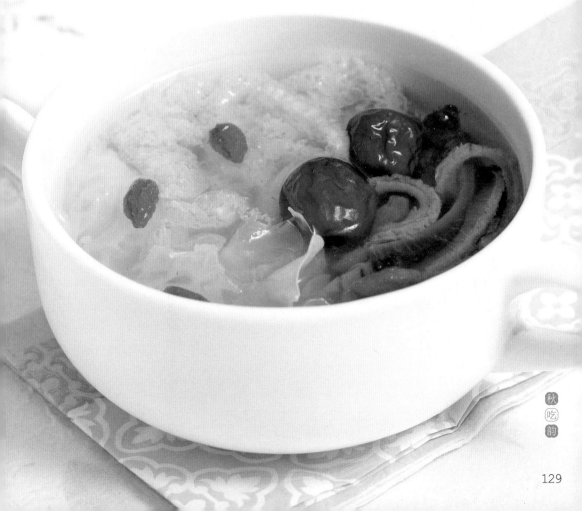

秋分

滋阴润燥，防过敏、防胃病

每年的 9 月 22 日、23 日或 24 日秋分。

秋分气候：秋分，太阳在这一天到达黄经 180°，直射地球赤道，因此这一天昼夜均分，全球不会出现极昼、极夜现象。

秋分三候：一候雷始收声；二候蛰虫还户；三候水始涸。

多吃滋润生津的食物

持续的秋燥会使人体易出现过敏症状。中医认为，秋宜甘润，润肺防燥，应本着阴阳平衡的原则，防止阴阳失衡，增强抵抗力，预防和缓解过敏症状。多食用润燥生津的食物，如甘蔗、石榴、梨、芋头、莲藕等。

养胃的食物不可少

此时还是胃病多发的季节，尤其要注意养胃护胃，避免脾胃不适，引发胃病。在饮食上要尤其注意，遵循"虚则补之，实则泻之"的原则，可食用一些调理气血、补益胃气的食物和药材，如羊肉、乌鸡、姜、枣、怀山药、黄芪、枸杞子等。

养生提醒

秋季花木凋零，容易引起人的伤感忧郁之情，而忧愁思虑会伤心脾，所以秋季应该保持不急不躁的心情，让气血平和，心平气敛，来增强身体的抗病能力。

石榴

秋吃石榴
养肠胃

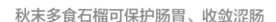

性味归经： 性平，味甘、微酸、涩，归胃、大肠经

功　　效： 助消化，防腹泻，抗胃溃疡，软化血管，降血脂和血糖

不宜人群： 便秘患者、尿道炎患者、糖尿病患者、实热积滞患者不宜多食

秋末多食石榴可保护肠胃、收敛涩肠

秋天，空气含水量降低，人体常觉得干燥，肠胃易受到细菌的侵害，引发腹泻、痢疾等疾病。石榴除了可补充水分、润泽呼吸道、润肺外，其所含的生物碱、苹果酸等成分还具有明显的收敛、杀菌作用，可保护肠胃、收敛涩肠，使肠黏膜收敛，具有一定的止泻作用。

石榴皮茶

止泻

材料 · 石榴皮 15 克。

做法

1. 将石榴皮洗净，切成小块。
2. 将石榴皮放入杯中，倒入沸水，盖上盖子闷泡约 10 分钟后即可饮用。

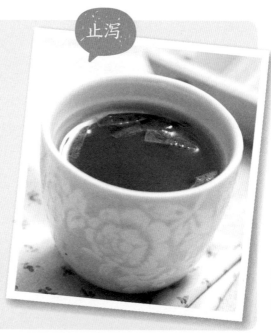

秋吃韵

芋头

秋分吃芋头
正逢时

性味归经： 性平，味甘、辛，归肠、胃经
功　　效： 补气益肾，填精益髓，开胃生津，消炎镇痛
不宜人群： 食滞胃痛者、肠胃湿热者、过敏性体质者、小儿食滞者、胃纳欠佳者以及糖尿病患者应少食

补充膳食纤维，预防慢性病

中秋节前后是芋头上市的时节，因此，有"七月半鸭、八月半芋"的民间俗谚。现代人最容易产生的代谢性慢性疾病大多与膳食纤维的摄取不足有关，而芋头正是秋冬季节补充纤维质的优选。

芋头的外皮含有刺激性因子，为避免过敏，削皮时可戴上手套，或将芋头带皮水煮后再剥皮，以解除手痒的困扰。

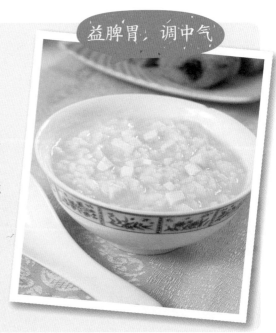

益脾胃，调中气

芋头粥

材料 · 芋头 100 克，大米 20 克。
做法

1. 芋头洗净，去皮，切块，大米洗净后浸泡 30 分钟。
2. 锅内加适量水，加入大米和芋头熬成粥即可。

关东煮

补充膳食纤维

材料 ▸ 芋头300克，圆白菜40克，鱼豆腐、娃娃菜、海带、山药、木耳、香菇、白萝卜、苹果各适量。

调料 ▸ 盐2克，酱油、甜辣酱各适量。

做法

1. 木耳、海带、香菇用温水泡发，洗净；苹果、白萝卜洗净、切片；圆白菜洗净。

2. 炖锅内放清水，放入步骤1的所有食材，大火煮开后，加盐、酱油，再加适量清水，转小火慢炖2小时左右，成为汤底。

3. 山药、芋头去皮、洗净，切片。娃娃菜洗净，与山药片、芋头片、鱼豆腐一同放入盛有汤底的锅中，中火煮至所有食材熟透，捞出，浇上少许汤汁，淋入适量甜辣酱即可食用。

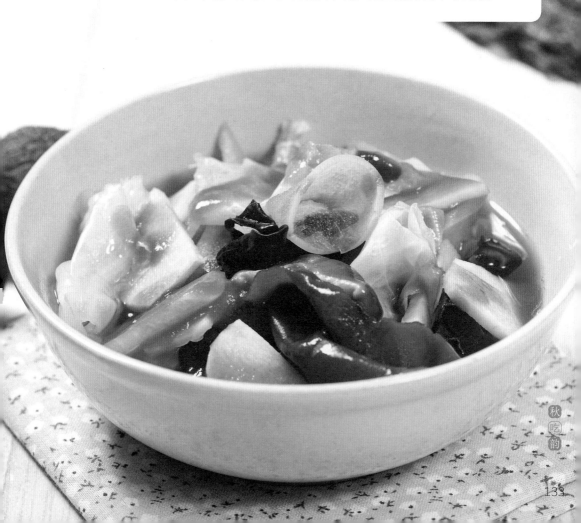

秋吃韵

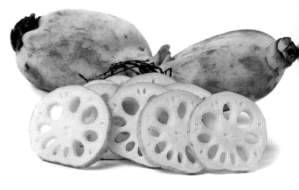

莲藕 秋藕最补人

性味归经： 性寒，味甘，入肝、脾、肺经
功　　效： 清热凉血，健脾开胃，止血散瘀
不宜人群： 脾虚胃寒者、易腹泻者不宜生食

补肺又养血

　　民间早有"荷莲一身宝，秋藕最补人"的说法。秋令时节，正是鲜藕应市之时。此时天气干燥，吃藕能起到滋阴清热、润燥止渴、补肺养血的作用。

养生提醒

生莲藕可清热解毒、润肺凉血；熟莲藕可健脾开胃、益血止泻。

贴秋膘

莲藕排骨汤

材料 · 猪排骨250克，去皮莲藕200克。
调料 · 葱段、姜片、醋、盐各适量。
做法

1. 猪排骨洗净，剁成块；莲藕洗净，切块。
2. 锅内倒入水，放入姜片、猪排骨、藕块，煮沸后转小火煮2小时，加盐、醋调味，撒上葱段即可。

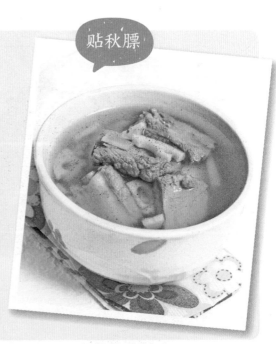

洞庭麻辣藕

材料 ▪ 藕一节。

调料 ▪ 姜末15克，醋、生抽各3克，香油2克，油辣椒5克。

做法

1. 藕去皮，洗净，将整节藕放入蒸锅，中火蒸30分钟，取出凉凉，切成一指宽的片。

2. 把姜末、生抽、醋、香油、油辣椒倒入碗中调成调味汁。

3. 用筷子将藕片依次放入调味汁里，两面都蘸了调味汁后，摆盘即可食用。

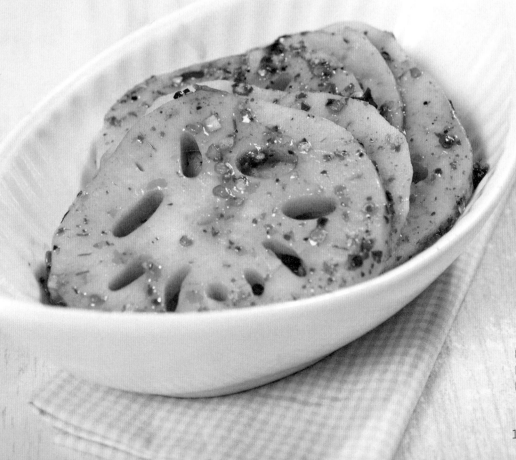

秋吃韵

寒露

养阴生津，补肾健胃

每年的 10 月 7 日、8 日或 9 日寒露。

寒露气候：寒露时节，气温比白露时更低，地面的露水更凉，快要凝结成霜了。寒露标志着天气由凉爽向寒冷过渡，露珠寒光四射，如俗语所说，"寒露寒露，遍地冷露"。

寒露三候为：一候鸿雁来宾；二候雀入大水为蛤；三候菊有黄华。

多食润肺生津的食物

秋季由于干燥，会耗散精气津液，在饮食上宜多吃些芝麻、核桃、银耳、萝卜、番茄、莲藕、香菇、冬瓜等食物，有助于滋阴润燥、益胃生津。同时，室内要保持一定的湿度，注意补充水分，多吃雪梨、香蕉、哈密瓜、苹果、提子等水果，保持饮食清淡，不吃或少吃辛辣或烧烤类的食物，这些食物容易加重秋燥对人体的危害。

养生提醒

天气由凉转寒，注意穿衣勿受寒。

甘淡滋润的食物不可少

这类食物既可补脾胃，又能养肺润肠，可防治咽干口燥等症，水果有梨、柿、荸荠、甘蔗、香蕉等；蔬菜有胡萝卜、茄子、冬瓜、藕等；菌类有银耳等；海产品有海带、紫菜等。中老年人和慢性病患者应多吃红枣、莲子、山药等食品。早餐应吃温食，最好喝热粥，因为大米、糯米均有极好的健脾胃、补中气的作用。

甘蔗

秋日甘蔗
赛过参

性味归经： 性寒，味甘，归肺、胃经

功　　效： 清热解毒，生津止渴，和胃止呕，滋阴润燥，润肺润喉

不宜人群： 脾胃虚寒、胃腹寒痛者不宜食用；孕妇不宜经常食用

秋日食甘蔗滋补养血、清热生津

　　秋季干燥，甘蔗味甜汁多，且含有大量铁、钙、磷、锰、锌等微量元素，可滋补养血、清热生津，同时甘蔗适用于防治低血糖、咽喉肿痛、大便干结、虚热咳嗽等病症，故有"秋日甘蔗赛过参"一说。

丝瓜甘蔗汁粥

材料 · 丝瓜、甘蔗各100克，大米25克。

做法

1. 丝瓜洗净，去子，切碎，榨汁；新鲜甘蔗榨汁，两汁混合；大米洗净。
2. 将丝瓜汁、甘蔗汁倒入锅中，兑入适量水，同大米一起煮粥即可。

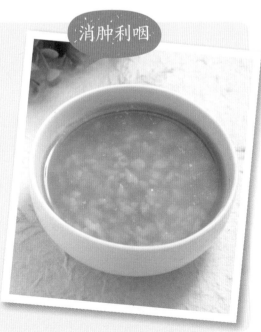

消肿利咽

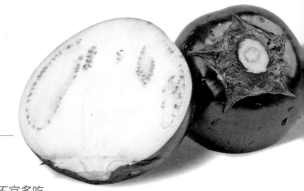

茄子 吃了十月茄，饿死郎中爷

性味归经： 性微寒，味甘，归胃、大肠经
功　　效： 散血止痛，消肿宽肠，抗衰老
不宜人群： 脾胃虚寒、哮喘、体弱、便溏者不宜多吃

降"火气"，除秋燥

立秋过后，风干物燥，有些人可能会出现鼻咽干燥、干咳少痰、皮肤干燥、目赤牙痛、便秘等症状，这就是中医所说的秋燥。

中医认为，茄子性凉味甘，有清热止血、消肿止痛、祛风通络、宽肠利气等功效。中医讲究以性凉且有清热作用的食品来纠正燥热之气，食用茄子可以预防秋燥或减轻秋燥引起的一些症状，因此在这个季节吃些茄子能降"火气"，除秋燥。

养生提醒

茄子如果炒食，极易吸油，为了避免油脂摄入过度，可以在炒茄子之前，先将茄子焯烫熟，或盖上保鲜膜在微波炉里热一热。这样再炒茄子时就不会过分吸油，能够更好控制油脂摄入。

缓解秋燥

清蒸茄子

材料 · 茄子400克。
调料 · 生抽、蒜末各3克，香油、盐各2克。

做法

1. 茄子洗净，去蒂，切段，装入盘中，放在蒸锅里蒸15～20分钟至熟。
2. 将蒸熟的茄子取出，倒掉多余的汤汁。
3. 用筷子将茄子戳散或者用手撕成细条，加入生抽、蒜末、盐、香油拌匀即可。

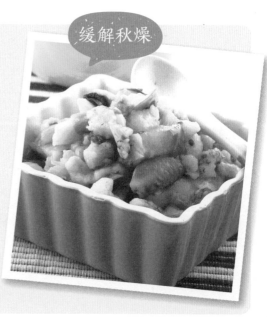

蒜蓉蒸茄子

材料 • 茄子 500 克，蒜蓉 20 克。

调料 • 植物油、盐、白糖、香油、葱花、鲜红椒末各适量。

做法

1. 将茄子去蒂洗净，从中间剖开，放入盘中。

2. 锅内倒植物油烧热，放入蒜蓉、盐、白糖、鲜红椒末炒香成蒜蓉汁，浇淋在茄子上，放入蒸笼中，大火蒸制 10 分钟后取出。

3. 撒入葱花，淋上香油即可。

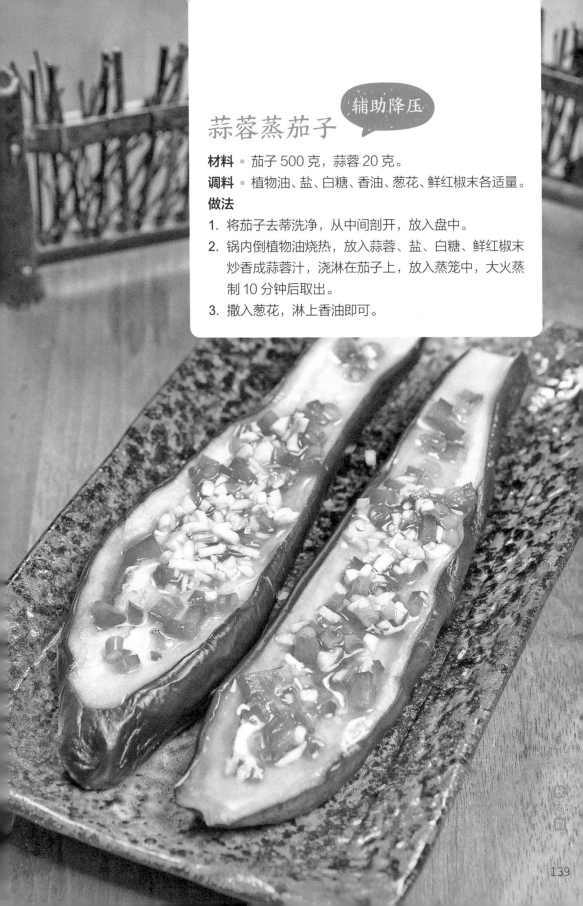

山药
益气养阴，补肺脾肾

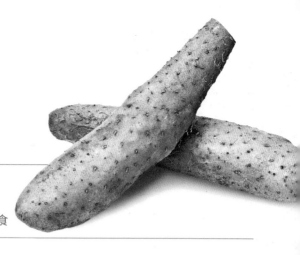

性味归经： 性平，味甘，归肺、脾、肾经
功　效： 健脾益胃，促进消化，减肥瘦身
不宜人群： 山药有收涩作用，便秘者不宜多食

益气养阴，补肺脾肾

俗话说，一夏无病三分虚。为了补充夏日的消耗，人们通常习惯在入秋后进补。但伴随"秋乏"来袭，难免会出现少气懒言、周身困乏、食少不化等不适感。此时若大量进补，会加重胃肠负担，还会化热助燥。

中医认为，山药味甘性平，有良好的益气养阴、补肺脾肾功效。秋季吃山药，不仅可以祛除秋燥，还能够补益生津、养脾健胃。

养生提醒

山药烹调的时间不宜过长，久煮容易使淀粉酶遭到破坏，降低其健脾、助消化的功效，还可能破坏其他不耐热或不耐久煮的营养成分，造成营养素流失。

冰糖山药羹

补益生津，养脾胃

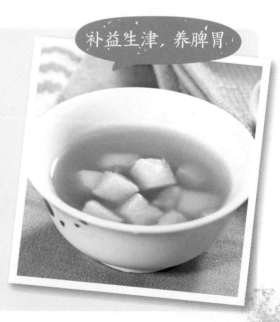

材料 · 山药 250 克。
调料 · 冰糖适量。
做法
1. 将山药洗净，削去皮，切成小块。
2. 锅内倒入适量水，烧沸后放入山药块，待煮至六成熟时，放入冰糖，煮至山药软糯，汤汁浓稠即可。

山药豆腐

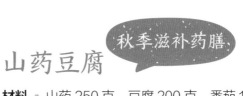

秋季滋补药膳

材料 · 山药 250 克，豆腐 200 克，番茄 1 个。

调料 · 姜末、香菜末、白芝麻、盐、香油、蘑菇精、植物油各适量。

做法

1. 山药削皮，切块；番茄去皮，切丁；豆腐洗净，切块。

2. 锅里放油烧热，放入山药，翻炒至表皮变透明，加没过山药的水，烧开后放入豆腐块、番茄丁、白芝麻、姜末，再次烧开后，加盐，转小火炖 10 分钟，加蘑菇精，淋上香油，撒上香菜末即可。

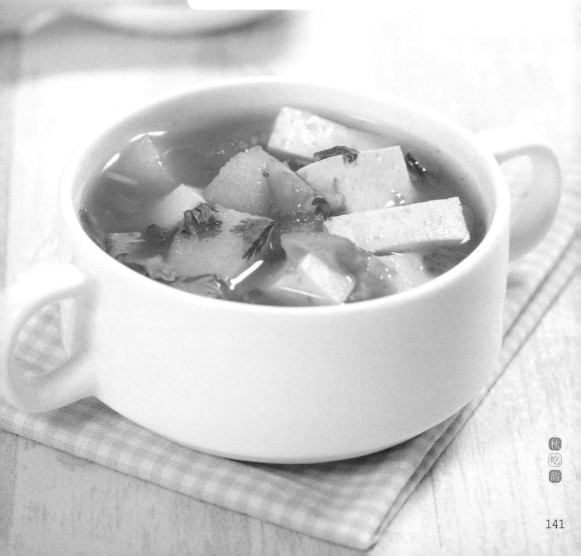

秋吃韵

霜降

宜进补，注意防寒

每年的 10 月 22 日、23 日或 24 日霜降。

霜降气候：霜降表示天气更冷了，露水凝结成霜。霜降是秋季的最后一个节气，也意味着冬天即将来到。

霜降三候为：一候豺乃祭兽；二候草木黄落；三候蛰虫咸俯。

少食辛、多食酸

谚语有云"补冬不如补霜降"，中医认为"秋补"比"冬补"更重要，秋天宜少吃辛味，肺气太盛易损伤肝的功能，所以在秋天要"增酸"，以增强肝脏的功能。要少吃葱、姜、蒜、韭菜、辣椒等辛味食品，多吃一些酸味的水果，可选择苹果、石榴、葡萄、柿子、芒果、杨桃、柚子、柠檬、山楂等。

养生提醒

要注意活动量不宜过大，也不可过度劳累，更不可经常大汗淋漓。合理安排好运动量，动静适宜，以免造成阳气外泄，伤津损阴。

饮食要适量，饮食温度不要过高

天气变得寒冷，大多数人喜欢热食，如吃火锅、喝热粥等，这其实会火上浇油，增加对胃黏膜的刺激，使胃部出现不适，如溃疡损伤血管，还会出现消化道出血。同时，寒冷的天气会造成人体循环系统紊乱，使肠胃蠕动的正常规律被扰乱，而此时正是人体新陈代谢增强、消耗增多、食欲增加的时期，很容易增加肠胃负担，所以要适量饮食，不可过量。

柿子

霜降吃软柿，
不会流鼻涕

性味归经： 性寒，味甘、涩，归心、肺、大肠经

功　　效： 润肺除热，泻火清胃，涩肠止痢，解毒疗疮，收涩止血

不宜人群： 身体虚弱、怕冷、腹泻、消化不良或痰多者以及孕妇最好不要食用

食柿润肺

　　柿子能清热润肺、生津止渴，柿子中的有机酸等有助于胃肠消化，增进食欲，是非常适合秋天吃的水果。另外，民间认为霜降吃软柿，不会流鼻涕，霜降这天吃柿子，整个冬天嘴唇都会滋润。

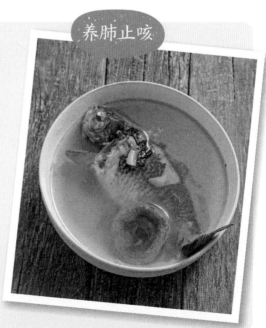

养肺止咳

柿饼鲫鱼百合汤

材料 ▪ 柿饼2个，鲫鱼1条，百合30克。

调料 ▪ 盐适量。

做法

1. 百合、柿饼用温水泡软洗净，鲫鱼去内脏清洗干净。
2. 所有材料一起放入锅中加适量清水，大火煮沸后加盐，改小火煮2小时即可。

秋吃韵

苹果 一天一苹果，医生远离我

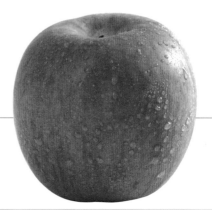

性味归经： 性凉，味甘，归脾、胃经
功　　效： 润肠通便，降低胆固醇，滋养肌肤
不宜人群： 糖尿病患者要控制食用量；胃溃疡患者和脾胃虚寒者不宜多食

霜降时节吃苹果助代谢、护血管

　　秋天正是苹果成熟的季节，这时的苹果水分和营养成分含量最高，尤其是其中所含有的大量膳食纤维以及维生素和各种矿物质等。而随着秋冬季的到来，人体的代谢速度减缓，苹果富含的膳食纤维可帮助清理肠道，保持健康。另外，苹果含有较多的钾，可促使体内过剩的钠排出体外，能调节血压，有效保护血管，降低中风的发生率。

苹果番茄汤

滋阴安神，美容祛斑

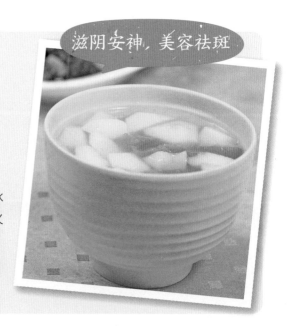

材料 ● 苹果半个，番茄1个。
调料 ● 冰糖、白醋各适量。
做法
1. 将苹果、番茄洗净，切块。
2. 炒锅置火上，倒入适量清水，放入冰糖化开，然后加入苹果、番茄，小火煮1分钟，用白醋调味即可。

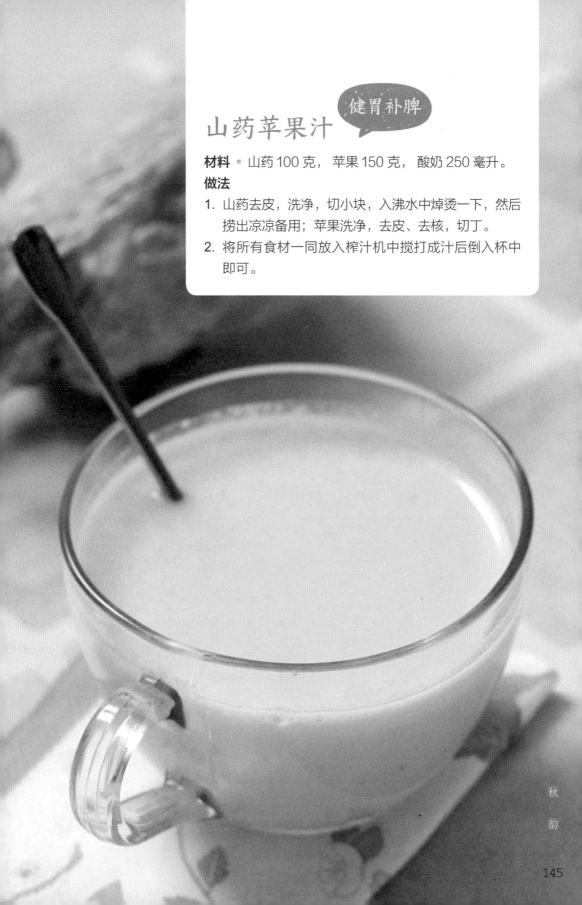

山药苹果汁

健胃补脾

材料 · 山药 100 克，苹果 150 克，酸奶 250 毫升。

做法

1. 山药去皮，洗净，切小块，入沸水中焯烫一下，然后捞出凉凉备用；苹果洗净，去皮、去核，切丁。
2. 将所有食材一同放入榨汁机中搅打成汁后倒入杯中即可。

秋韵

土豆 健脾，益肺气

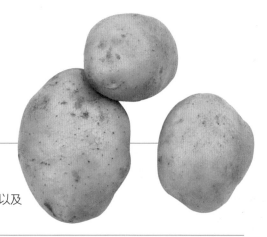

性味归经： 性平，味甘，归脾、胃、大肠经
功　　效： 健脾益肺，保护心血管
不宜人群： 土豆产气易致腹胀，腹痛、腹胀者以及
　　　　　　哮喘病患者不宜食用

健脾益肺

　　土豆是黄色食物，有一定的补中益气、养脾胃的功效。脾与肺母子相生，脾胃功能好了，自然对肺气有益。因此，在秋天适合用补脾的办法养肺，达到少感冒、少得肺病的目的。

保护心血管

　　霜降过后气温更低，心血管疾病患者的饮食应注意低脂、低胆固醇、低盐，不要为了御寒而多食脂肪含量高的食物。此时，可以多食用根茎类蔬菜，尤其可以适量多吃土豆，不仅能预防感冒，有益肠胃，还可以防止血压波动。同时不必担心脂肪过剩，因为土豆是所有充饥食物中脂肪含量最低的。

养脾胃，补肺

酸辣土豆丝

材料 · 土豆400克，青椒、红椒各20克。
调料 · 葱末、姜末、盐各2克，醋5克，
　　　　植物油少许。

做法

1. 土豆去皮、切丝，放入水中浸泡5分钟，控水。青、红椒先净，去蒂，切丝。
2. 锅置火上，油烧热，放入葱末、姜末炝锅，加入土豆丝翻炒至半透明，加入青椒丝、红椒丝、醋、盐即可。

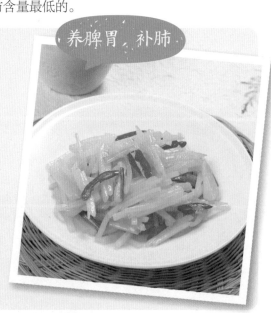

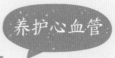

黑胡椒小土豆

材料 • 小土豆 100 克。

调料 • 盐、辣椒面、黑胡椒粉各 3 克，蒜末、孜然粉、花椒粉各 2 克，植物油适量。

做法

1. 小土豆洗净削皮，锅内加适量水烧开，加少许盐，放入土豆，煮至用筷子能轻松扎透，捞出沥干。

2. 把煮好的土豆拍扁，放入平底锅中，用少许油煎至两面呈金黄色，盛出。

3. 继续用平底锅，小火烧热，放入蒜末、盐、黑胡椒粉、孜然粉、花椒粉、辣椒面炒香，撒在土豆上即可。

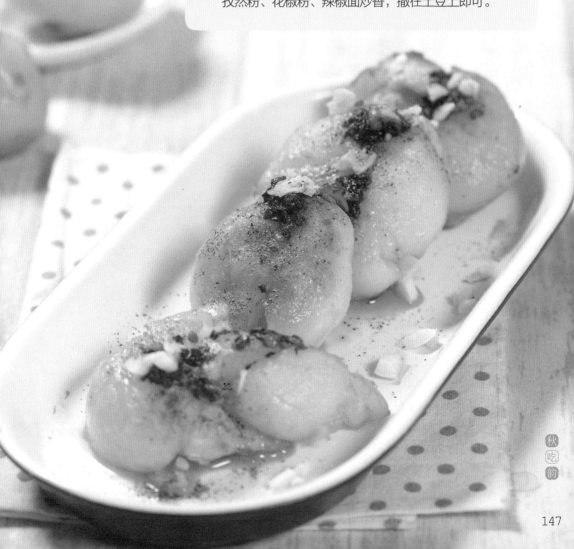

秋吃韵

147

驴肉

天上龙肉，
地下驴肉

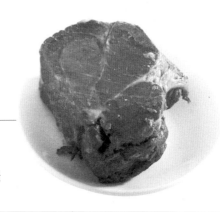

性味归经： 性平，味甘、酸，归心、肝经

功　　效： 补气养血，滋阴壮阳，安神去烦

不宜人群： 孕妇、脾胃虚寒、慢性肠炎、腹泻者最
好不要食用

深秋喝驴肉汤，润燥又泻火

驴肉有高蛋白、高氨基酸、低脂肪、低胆固醇、低糖的"两高三低"特点，其纤维细、不肥腻。《本草纲目》说："驴肉，补血、益气，治远年劳损。"秋季常喝驴肉汤，可补虚养身、润燥泻火。

驴肉汤

材料 • 驴肉 75 克。

调料 • 料酒、盐、花椒水、葱段、姜片、
植物油各适量。

做法

1. 将驴肉洗净，用沸水焯透，捞出切片。
2. 油锅烧热，将葱段、姜片爆香后，加
入驴肉爆炒至水干，加入料酒、盐、
花椒水和适量水，煮沸后转小火煮至
驴肉熟烂即成。

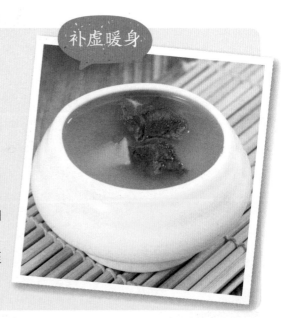

补虚暖身

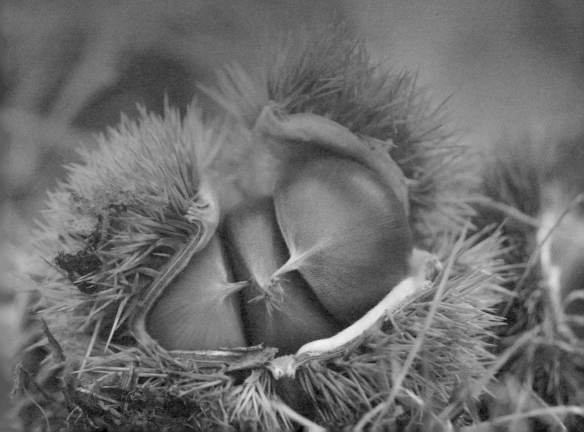

冬

冬吃藏

冬雪雪冬小大寒，
补冬御寒多养阳。

立冬

养藏温补，滋益阴精

扫一扫，看视频

每年 11 月 6 日、7 日或 8 日立冬。

立冬气候：立，建始也，表示冬季自此开始。冬是"终了"的意思，有农作物收割后要收藏起来的含义，中国把立冬作为冬季的开始。

立冬三候：一候水始冰；二候地始冻；三候雉入大水为蜃。

三九补一冬，来年无病痛

俗话说："三九补一冬，来年无病痛。"是说冬天进补得当，会使营养物质最大限度地转化成能量储存在身体中，滋养五脏。

中医讲究五谷为养、五畜为益、五果为助、五菜为充。五谷杂粮是进补的基础，吃肉是为了进一步增益营养，蔬菜水果可以帮助消化积滞。

立冬藏养先养肾

冬季是"藏养"之季，中医认为，肾是先天之本，人体的阳气来源于肾脏，"肾者主蛰，封藏之本"，而"寒为阴邪，易伤阳气"，所以寒邪最容易侵袭伤害肾脏，冬季御寒，养肾为首要任务。

养生提醒

肾与膀胱互为表里，膀胱经在背部运行，如果背部被寒邪侵入，由表及里，肾阳就会受损。所以，冬天要注意背部的保养，以此来保护肾阳。冬天让背部多晒晒阳光，有助于肾的阳气生发。

板栗

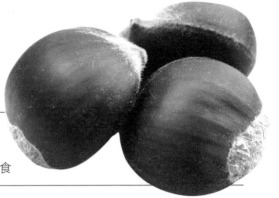

立冬吃栗子，
全身暖呼呼

性味归经： 性平，味甘、微咸，入脾、肾经
功　效： 益气健脾，补肾强筋，抗衰老
不宜人群： 糖尿病患者以及胃酸过多者不宜多食

冬季多食栗子养肾健脾

　　栗子在立冬时节大量上市，气候转凉，人体气血开始收敛，栗子可养胃健脾、补肾强筋、活血止血，特别适合脾胃虚寒引起的慢性腹泻，肾虚所致的腰酸膝软、肢体不遂、小便频数者食用。

养生
提醒

　　板栗不能一次大量吃，吃多了容易胀肚，每天只需吃六七颗，坚持下去就能达到滋补效果。

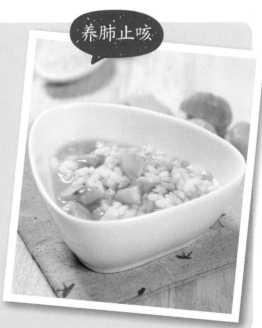

养肺止咳

清甜栗子饭

材料 · 生油栗 50 克，大米 30 克。
调料 · 寿司酱油、香油各适量。
做法

1. 生油栗表面切十字刀，大米洗净后浸泡 30 分钟。
2. 锅内加刚没过栗子的水，水开后再煮 3 分钟，捞出趁热扒去外皮，切块。
3. 将栗子块与淘好的大米放入电饭锅中，煮熟，盛出一碗饭，淋入寿司酱油和少许香油，拌匀即可。

冬
吃
藏

白菜 立冬白菜是个宝

性味归经： 性凉，味甘，归胃、大肠经
功　　效： 润肠排毒，促进消化，利尿解渴，减肥瘦身
不宜人群： 胃寒腹痛、大便溏泄及寒痢者不可多食

立冬白菜滋润补养好食材

　　白菜不仅口味鲜美，而且具有很高的药用价值。它可以清热解毒、通利肠胃、养胃生津、消食、利尿、清肺热，对于肺热咳喘、便秘、腹泻、感冒、冻疮等有很好的辅助疗效。而且白菜含水量相当高，冬天天气干燥，常吃白菜可以起到很好的滋阴润燥、护肤养颜作用。

养生提醒

　　白菜中维生素C和膳食纤维含量高，切的时候宜顺其纹理切，这样可减少维生素C和膳食纤维的损失，并且相对易熟。烹调的时候加点醋，可减少白菜中维生素C的损失。

滋阴、养胃

醋熘白菜

材料 • 白菜帮 400 克。
调料 • 葱丝、姜丝、蒜末、干辣椒段各5克，醋15克，白糖、盐各2克，水淀粉、植物油各少许。

做法

1. 白菜帮洗净，切块。
2. 锅内倒油烧热，爆香葱丝、姜丝、蒜末、干辣椒段，倒入白菜块翻炒至变软。
3. 放盐、白糖和醋翻炒均匀，用水淀粉勾芡即可。

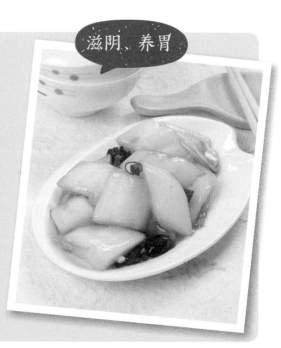

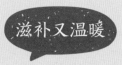
滋补又温暖

白菜暖锅

材料 • 白菜50克，北豆腐30克，香菇、魔芋丝各10克。

调料 • 生抽30克，糖、植物油各适量。

做法

1. 魔芋丝用开水焯一下；白菜洗净，切段；香菇洗净，去蒂，切十字花；北豆腐切片，放入锅中加少油略煎一下。

2. 砂锅内加适量水，加入生抽、糖，大火煮开后码入煎豆腐、魔芋丝、香菇煮5分钟，放上白菜，盖上锅盖煮熟即可。

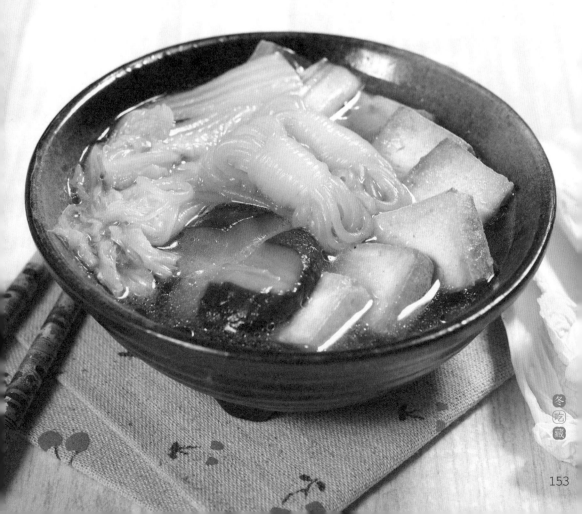

冬吃藏

乌鸡 以内养外就靠它

性味归经： 性平，味甘，归肝、脾、肾经
功　　效： 补肝益肾，益气补血，滋阴清热，健脾止泻
不宜人群： 感冒患者不宜食用，以免生痰助火，生热动风

冬日食乌鸡滋补又美颜

　　冬季通过摄入具有滋补效果的饮食可以很好地促进气血循环，达到暖身养胃的功效。乌鸡具有很强的补虚劳、养气血的功效，很适合冬季食用。乌鸡中蛋白质、烟酸、维生素 E、磷、铁、氨基酸等物质含量丰富，而胆固醇和脂肪含量却很低，是很好的滋补品。尤其是女性，经常食用乌鸡肉，可起到延缓衰老、美容养颜、防治缺铁性贫血的作用。

山药乌鸡汤

材料 • 乌鸡1只，山药500克，枸杞子15克，盐3克，葱段、姜片各适量。

做法

1. 山药去皮洗净，切片；枸杞子泡洗干净。
2. 乌鸡宰杀去内脏洗净，焯烫后捞出，冲洗干净。
3. 煲锅内加适量清水煮沸，放入乌鸡、姜片、葱段，大火煮沸。
4. 改小火再煲约1小时后，加山药煮20分钟，加枸杞子续煲10分钟，加盐调味即可。

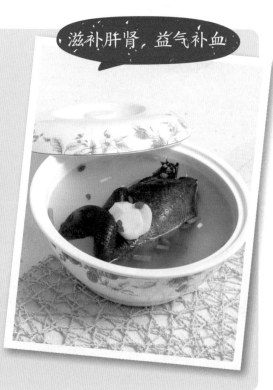

滋补肝肾，益气补血

党参枸杞煲乌鸡

补中益气

材料 • 乌鸡300克, 党参10克, 枸杞子、桂圆肉各适量。

调料 • 姜片、盐各适量。

做法

1. 将乌鸡洗净, 切块, 用沸水略烫煮后捞出; 党参洗净, 切段。

2. 锅煲中放入鸡块、党参、姜片、枸杞子、桂圆肉、盐, 再加适量清水, 隔水蒸2个小时即可。

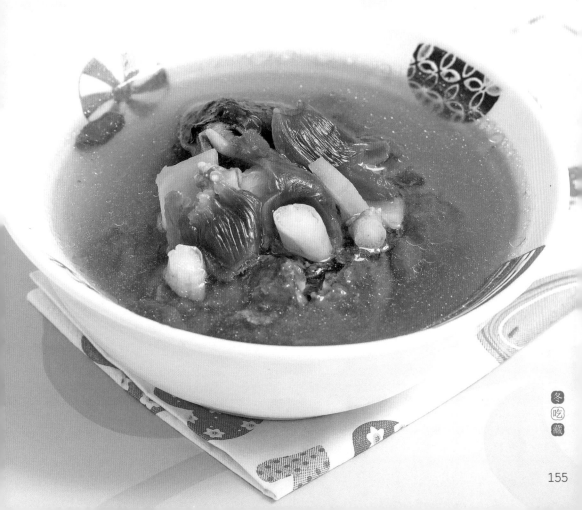

温肾阳，来年阳气长

每年 11 月 21 日、22 日或 23 日小雪。

小雪气候：小雪节气，东北风开始成为中国广大地区的常客，气温下降，逐渐至零摄氏度以下，但大地尚未过于寒冷，虽开始降雪，但雪量不大，故称小雪。

小雪三候：一候虹藏不见；二候天气上升地气下降；三候闭塞而成冬。

补养肾气抵御寒冷

小雪节气，人体中寒气旺盛，在这个季节多吃一些温阳的黑色食物，不仅可以补养肾气，还可以抵抗寒冷。黑色的食物有很多，包括黑芝麻、黑木耳、黑豆、黑枣、金针菇、鲫鱼、虾等，而且能够润肺生津，具有很好的保健功能。

减咸增苦，滋心养肾

小雪以后，自然界真正进入到万物收藏的阶段，人体的肾气相对旺盛。《黄帝内经》说："冬日肾水味咸，恐水攻火，故宜养心。"冬季的饮食调养不宜过多食用咸味食品，以免使本来就偏亢的肾水更亢，致使心阳的力量减弱，所以，冬天的饮食原则是减咸增苦，抵御肾水，滋养心气，维持人体的阴阳平衡。

养生提醒

在起居方面，小雪节气后要坚持"早卧晚起"，一则可以养阳气，二则可以固阴精。但要注意，虽然气温走低，日趋寒冷，但夜里睡觉时忌用棉被蒙头，否则会影响空气流通，阻碍人体新陈代谢。

金针菇 健脑益智，温阳补肾

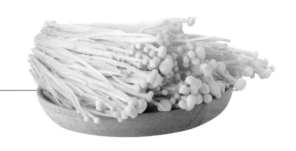

性味归经： 性凉，味甘、咸，归肝、胃经
功　　效： 降血降脂，健脑益智，抗疲劳
不宜人群： 脾胃虚寒者不宜食用过多

冬天食用金针菇能温补阳气

中医认为，肾生髓，脑为髓之海，健脑就能培补脑髓，固化肾精，温补阳气。因此，冬天适当食用金针菇，有较好的健脑益智、温阳补肾作用。

养生提醒

由于新鲜的金针菇中含有秋水仙碱，大量生食容易刺激肠胃与呼吸道黏膜，出现恶心、呕吐、腹痛、腹泻，甚至发热、电解质紊乱的症状，不过只要煮熟食用，秋水仙碱就会被分解破坏。

健脾养肾

金针肥牛

材料 · 肥牛肉片75克，金针菇150克，
　　　　红尖椒碎15克。
调料 · 淀粉25克，盐2克，植物油少许。
做法
1. 金针菇去根，洗净。
2. 油锅烧热爆香红尖椒碎，加入清水、肥牛肉片和金针菇，炒至将熟，加入盐，水淀粉即可。

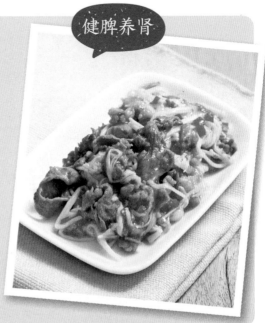

冬吃藏

黑豆

养肾固精
还暖身

性味归经： 性平，味甘，归脾、肾经
功　　效： 补肾强骨，控糖降脂，乌发明目，抗衰防老
不宜人群： 消化不良者不宜多食

冬季多食黑豆养肾又御寒

　　冬季属黑，五脏属肾，是滋补肾阳的好时节，适当多吃黑豆，可补养肾脏，同时黑豆富含铁和铜等矿物质，其中的抗氧化物含量高于其他豆类。营养专家表示，冬季吃黑豆有助肌肉获得更多血氧，增强机体免疫力和抗寒能力。

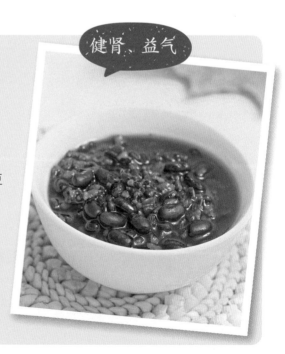

健肾、益气

黑豆紫米粥

材料 • 黑豆、紫米各 20 克。
做法
1. 黑豆、紫米洗净，浸泡 4 小时。
2. 锅内加适量水，煮开后加紫米、黑豆再次煮开，转小火煮至熟即可。

黑豆杜仲羊肾汤

御寒、补虚

材料 • 羊肾200克，黑豆60克，杜仲10克。

调料 • 姜片9克，小茴香3克。

做法

1. 将羊肾对半剖开，清理干净，黑豆洗净。

2. 将杜仲、姜片、小茴香一起装入纱布袋中，扎好袋口，放入锅中，加适量水，煎煮20分钟。

3. 加入黑豆及羊肾片，煮至豆、肾熟后，拿掉药包即可。

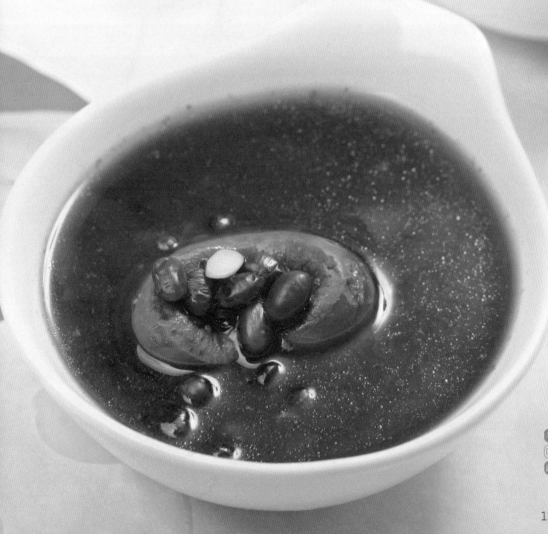

冬吃藏

鲫鱼 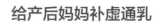补肾养气
过暖冬

性味归经： 性平，味甘，归脾、胃、肾经
功　　效： 补充蛋白质，美肤平皱，催乳通络
不宜人群： 皮肤病患者、感冒发热者不宜多食

冬季多食鲫鱼，温补效果好

　　鲫鱼有润燥滋补的作用，且鲫鱼性平，虽然常有"鱼生火"的说法，但鲫鱼除外，如《本草纲目》所说："诸鱼属火，唯鲫鱼属土，故能养胃。"所以，鲫鱼有祛寒补阳的功效，还可以健脾开胃、利水消肿，对于脾胃虚弱、食欲缺乏的人群有很好的食疗功效。

给产后妈妈补虚通乳

　　鲫鱼富含优质蛋白，且易消化吸收，给产后妈妈炖食鲫鱼汤，既可以补虚，又有通乳催奶的作用，还可有效缓解气血虚弱、产后乳汁不足等症状。

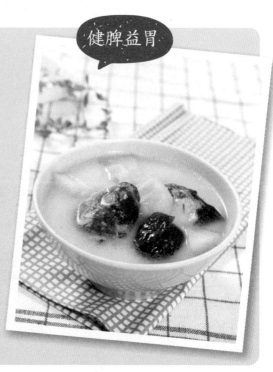

健脾益胃

苹果荸荠鲫鱼汤

材料 • 鲫鱼1条，苹果、荸荠各100克，蜜枣2颗。

调料 • 盐适量。

做法

1. 苹果洗净，去皮、去核，切块；荸荠去皮，洗净；蜜枣洗净；鲫鱼清洗干净，切段。
2. 锅中倒油烧热，放入鲫鱼段，煎至两面微黄，出锅。
3. 苹果块、荸荠、蜜枣、鲫鱼段放入汤锅中，加入适量清水，大火煮沸，撇去浮沫，转小火煲2小时，加盐调味即可。

鲫鱼豆腐汤

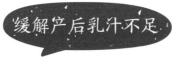
缓解产后乳汁不足

材料 • 鲫鱼1条（约200克），豆腐250克。

调料 • 姜片、葱段、葱花、香菜段各3克，盐2克，白酒、料酒各10克，植物油少许。

做法

1. 先将鲫鱼除去鳞、去内脏，清洗干净，在鱼身上抹点白酒、盐，腌渍10分钟。

2. 将豆腐切成1厘米的小块，然后放入烧开的淡盐水中，烫3分钟后捞出，沥干水分备用。

3. 锅内倒油烧热，放入姜片爆香后放鲫鱼，煎至微黄，倒入适量水，放葱段、料酒，大火煮开后改小火煮20分钟。

4. 待到鱼汤呈乳白色时，加盐，放入豆腐块，再煮5分钟，放葱花、香菜段调味即可。

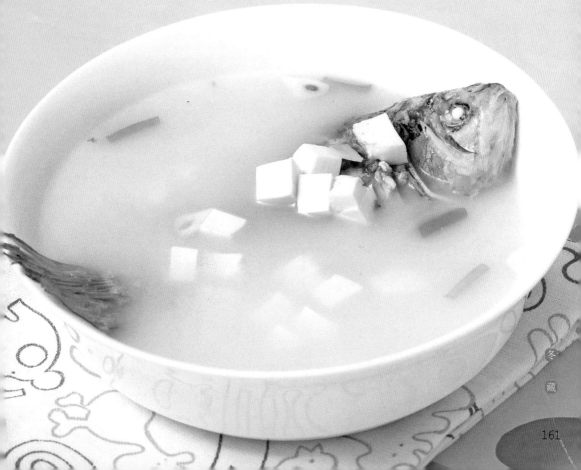

冬藏

虾
补肾壮阳，营养美味

性味归经： 性温，味甘，入脾、肾经
功　效： 预防骨质疏松，补肾壮阳，增强人体免疫力
不宜人群： 中医认为虾为发物，过敏体质及皮肤病患者慎食

冬季食虾，强肾健体

　　中医认为，虾有补肾壮阳、化痰开胃的功效，冬季正是养肾的好时节，多食虾肉可改善肾虚阳痿、脾虚食少的症状。从营养学来看，虾中含有丰富的镁，能减少血液中胆固醇含量，防止动脉硬化；所含的 B 族维生素，能消除疲劳、增强体力。

西蓝花炒虾仁

材料 • 虾仁 50 克，西蓝花 150 克。
调料 • 盐、植物油各适量。
做法
1. 西蓝花洗净，掰小朵，焯水；虾仁洗净。
2. 油锅烧热，放虾仁，迅速过油至熟。
3. 倒入西蓝花，加盐，加少量水，炒熟即可。

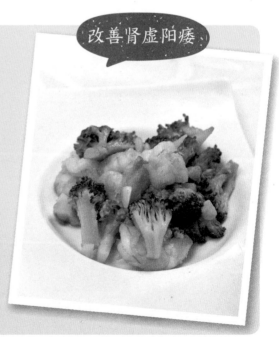

改善肾虚阳痿

蒜蓉开边虾

材料 · 基围虾 400 克，蒜蓉 50 克。

调料 · 葱花、盐、芝麻油各适量。

做法

1. 基围虾剪去虾须，挑去虾线，洗净，切开。

2. 取盘，将收拾干净的基围虾整齐地平铺在盘内，均匀地撒上盐和蒜蓉，送入烧开的蒸锅，大火蒸 6 分钟，取出，淋上芝麻油，撒上葱花即可。

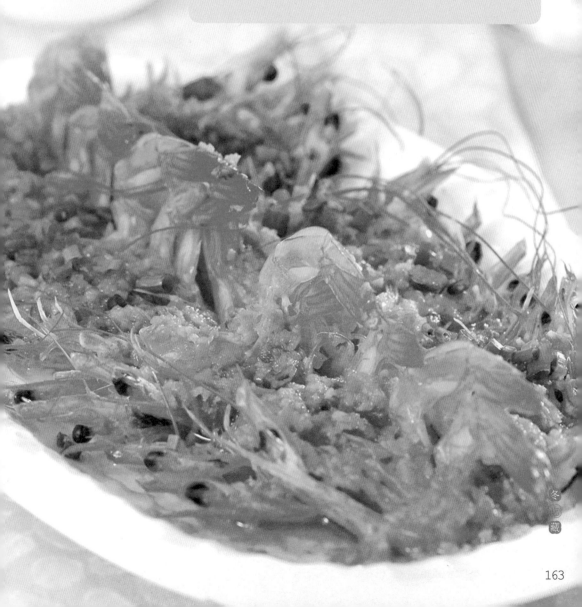

大雪

温补避寒，防燥护阴

每年12月6日、7日或8日大雪。

大雪气候：大雪，顾名思义，是雪量大的意思。古人云："大者，盛也，至此而雪盛也。"到了这个时候，雪往往下得大，范围广，民间常有"瑞雪兆丰年"的说法。

大雪三候：一候鹖鴠不鸣；二候虎始交；三候荔挺出。

多吃些温热补益的食物

天气越来越寒冷了，在寒冷的天气里，应该选择一些温热补益的食物来调节自己日常的饮食，以达到强身健体和暖身御寒的目的。可选择桂圆、核桃、木耳、萝卜、辣椒、红枣等，这些食物富含蛋白质及脂肪，产生的热量多，对于改善身体虚寒、阳气不足的症状效果较好。

以滋阴潜阳为原则

为了防止上火，在干燥的冬季还需要多食用藕、木耳等护阴食物，尤其是体弱多病、精气亏损的中老年人，更应注意阴阳平衡。每日还应补充足量的水果，如柚子、苹果等生津类水果。

养生提醒

冬季饮食摄入量相对增加，但是活动量相对减少，吃得过饱容易造成气血运行不畅。饮食中增加粗粮摄入，以免积食，引起便秘。

桂圆 滋养脾肾的果中神品

性味归经： 性温，味甘，归心、脾经
功　　效： 养血安神，长智敛汗，开胃益肺
不宜人群： 桂圆属温热食物，多食易滞气，故上火、发炎者不宜多食

多食桂圆养心益智

《名医别录》称桂圆为"益智"，意思是说它能养心益智。历史上有南"桂圆"、北"人参"之说。中医认为，桂圆有滋阴补肾、补中益气、养心润肺、开胃益脾等功效，是冬季藏养的滋补佳品。

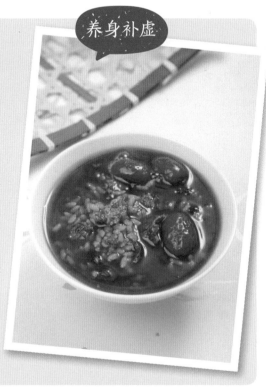

养身补虚

桂圆豆枣粥

材料 • 桂圆肉15克，黑豆30克，大枣15克，大米50克。

调料 • 白糖、桂花糖各适量。

做法

1. 黑豆用水浸泡至发涨，大枣洗净去核，大米洗净。

2. 黑豆放入锅中，加适量水，大火烧沸后，转小火慢慢熬煮。

3. 至八成熟时，加入大枣及大米，继续熬煮至豆烂熟时，加入桂圆肉。

4. 稍煮片刻，停火后闷5分钟左右，调入白糖、桂花糖即可。

冬吃藏

核桃 冬日核桃最滋润

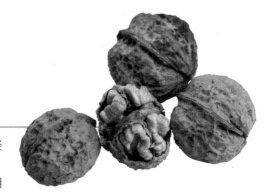

性味归经： 性温，味甘、涩，归肾、肺、肝经
功　效： 健脑益智，润肠通便，乌发养颜
不宜人群： 核桃易生痰，痰多上火者不宜食用

强肾健脑的"长寿果"

　　核桃仁自古以来就有"万岁子""长寿果"之称，其富含的维生素 E 可使细胞免受自由基的氧化损害，有很强的健脑补脑功效。而且核桃具有很强的补肾功效，可固精强腰、温肺定喘。此外，头发的颜色与肾气之间息息相关，生白发跟肾气不足有一定的关系，因此多吃核桃也有助于黑发。

鸡丁核桃仁

材料 • 鸡胸肉 75 克，核桃仁 10 克，鸡蛋 1 个。

调料 • 料酒 5 克，葱末、姜末、蒜末各 3 克，盐 2 克，植物油适量，水淀粉 10 克。

做法

1. 鸡胸肉洗净，切丁；鸡蛋去蛋黄留蛋清；将鸡丁用盐、料酒、鸡蛋清、水淀粉调匀拌好。

2. 锅内倒油烧热，下葱末、姜末、蒜末爆香，将鸡丁下锅翻炒至快熟时，放核桃仁炒匀即可。

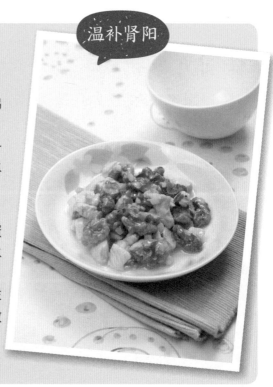

温补肾阳

琥珀核桃

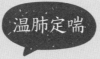
温肺定喘

材料 • 核桃仁 50 克。

调料 • 红糖、黑芝麻各 5 克，冰糖、蜂蜜各 10 克。

做法

1. 核桃仁直接放入烤箱里烤出香味。

2. 不粘锅用大火烧热，放入蜂蜜、冰糖、红糖，小火熬成焦糖，用铲子不断画圈搅和。

3. 放入核桃仁翻炒上色，趁热滚上黑芝麻即可。

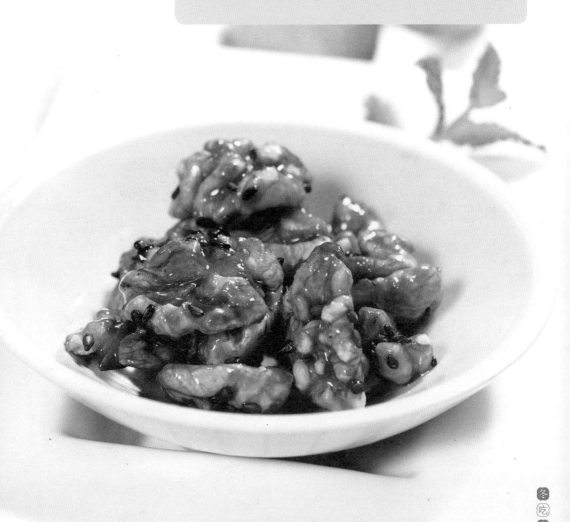

冬
吃
藏

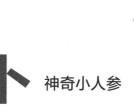

萝卜 神奇小人参

性味归经： 性凉，味甘、辛，入肺、胃经
功　　效： 促进消化，保护肠胃，润肺，增强免疫力
不宜人群： 脾胃虚寒者不宜多食，尤其不宜空腹食用

冬季多食萝卜可去火化痰

　　萝卜是冬季养生的首选蔬菜之一，有"秋后萝卜赛人参"的美誉。

　　《本草纲目》中提到萝卜能"大下气、消谷和中、去邪热气"。冬季人们往往吃肉较多，而吃肉易生痰，易上火。在吃肉的时候搭配一点萝卜，或者做一些以萝卜为配料的菜，不但不会上火，更能起到很好的营养滋补作用。

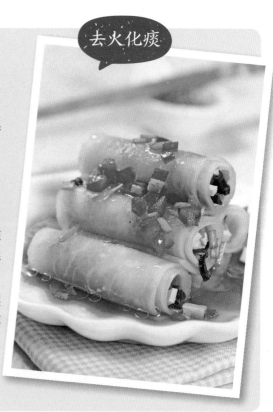

去火化痰

什锦萝卜卷

材料 • 白萝卜200克，木耳、胡萝卜、豆腐干碎共150克，红椒丁、香菜梗各适量。

调料 • 淀粉、白胡椒粉、盐、生抽、香油、盐、植物油各适量。

做法

1. 白萝卜洗净，去皮切薄片，用沸水焯软；将剩余材料碎丁和调料一起搅拌成馅。
2. 分别用白萝卜片包住馅，卷成卷，摆入盘中，放入蒸锅中，大火烧开后蒸5分钟取出。
3. 锅烧热，用少许植物油爆香红椒丁、香菜梗，浇在萝卜卷上即可。

萝卜羊排汤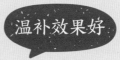

材料 ● 羊排骨 100 克, 白萝卜 150 克。

调料 ● 盐 2 克, 姜片、葱段各 5 克, 料酒 10 克, 葱花少许。

做法

1. 羊排骨洗净, 剁成大块, 沸水焯烫, 捞出, 用温水冲净备用; 白萝卜去皮洗净, 切厚片。

2. 煲锅中倒适量清水, 放羊排骨块、葱段、姜片、料酒大火煮沸后改小火炖 1 小时, 加白萝卜片继续炖煮约 30 分钟, 撒上葱花, 加盐调味即可。

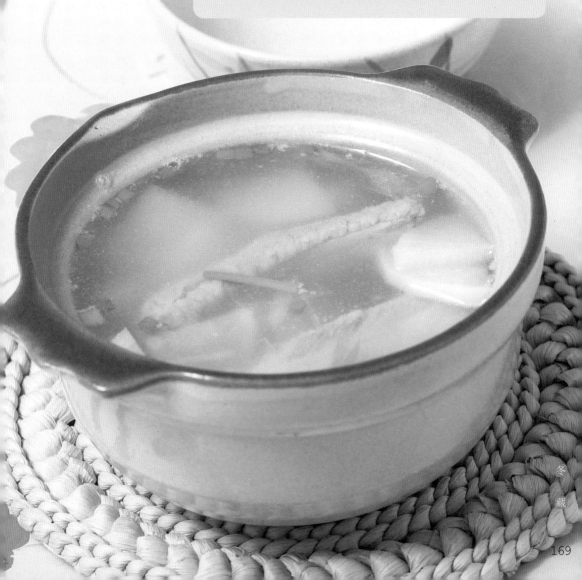

冬藏

木耳
冬日里的补肾、养阴能手

性味归经： 性平，味甘，归胃、大肠经

功　　效： 补血养颜，润肠通便，排毒，保护心血管

不宜人群： 木耳可润肠通便，腹泻者不宜多食

冬季食用木耳养肾、排毒

　　冬季养生补肾，效果事半功倍。黑色属肾，多吃黑色食物，如黑木耳对补肾很有好处。而且，黑木耳中丰富的铁还可改善血液循环，从而有利于御寒。冬天吃黑木耳有清肺益气、润燥滋补强身之效。另外，冬季风大，浮尘万里，黑木耳中的胶质还能促使消化道内残留的杂质排出体外。

木耳腰片汤

材料 • 猪腰 150 克，水发木耳 25 克。

调料 • 高汤、料酒、姜汁、盐、葱花各适量。

做法

1. 猪腰洗净，除去薄膜，剖开去臊腺，切片；水发木耳洗净，撕成小片。

2. 锅置火上，加水煮沸，加入料酒、姜汁、腰片，煮至颜色变白后捞出，放入汤碗中。

3. 锅置火上，注入高汤煮沸，下入水发木耳，加盐调味，煮沸后起锅倒入放好腰片的汤碗中，撒上葱花即可。

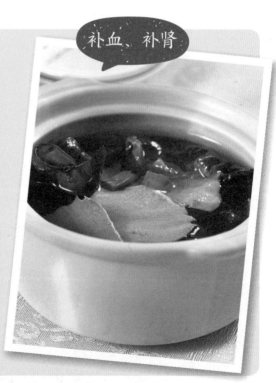

补血、补肾

黄花木耳炒鸡蛋

改善血液循环

材料 • 水发木耳 100 克，水发黄花 50 克，鸡蛋 2 个。

调料 • 葱末、姜末、盐各 3 克，生抽 5 克，味精、香油各少许。

做法

1. 木耳洗净，撕成小朵；黄花去根部，冲洗干净；鸡蛋打成蛋液。

2. 锅置火上，倒入油烧至五成热，将蛋液炒熟后盛出。

3. 锅内倒入油烧热，下葱末、姜末爆香，倒入木耳和黄花翻炒，加入盐、生抽，翻炒至熟时，倒入鸡蛋块，点味精、香油，翻炒均匀即可。

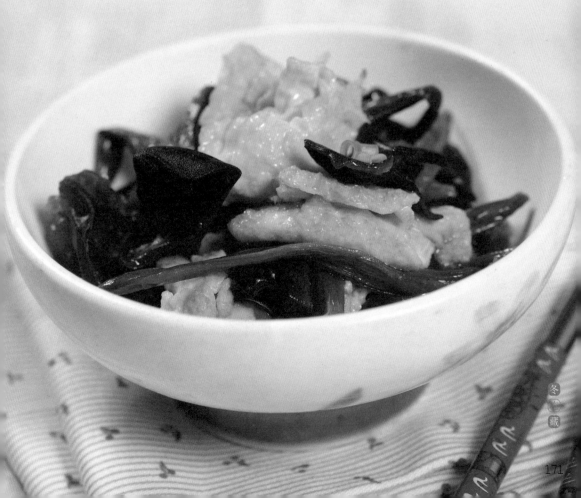

辣椒 为你驱寒送暖

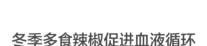

性味归经：性热，味辛，归心、脾经
功　　效：温中散寒，健胃消食，活血消肿
不宜人群：不宜多食，阴虚有热者勿食

冬季多食辣椒促进血液循环

　　冬天寒冷，想要祛寒暖身，吃辣椒是个很不错的选择。吃辣会让身体发热，促进血液循环，还具有开胃消食、增进食欲的功效。而且辣椒里面含有大量维生素 C，可以调理心脏病及冠状动脉硬化，降低胆固醇，改善血管性头痛等症状。

辣椒炒兔

温中散寒

材料·净兔肉 150 克，青辣椒、红辣椒各 50 克。

调料·盐 2 克，葱、酱油各 5 克，水淀粉 20 克，植物油适量。

做法

1. 净兔肉切丁；青辣椒、红辣椒洗净，均切丁；将盐、酱油和水淀粉调成味汁。
2. 油锅烧热，炒散兔肉丁，加青椒丁、红椒丁炒至断生，烹入调味汁，加入葱段即可。

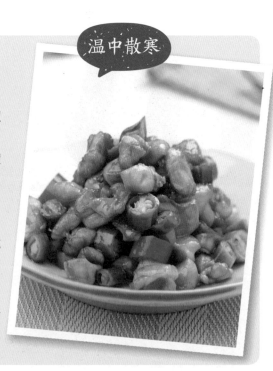

冬至

护阳气，巧进补积蓄能量

扫一扫，看视频

每年的 12 月 21 日、22 日或 23 日冬至。

冬至气候：冬至是中国农历中一个重要的节气，也是中华民族的一个传统节日，冬至俗称冬节、亚岁等，冬至开始数九，意味着从冬至开始进入全年最冷的三九天气。

冬至三候：一候蚯蚓结；二候麋角解；三候水泉动。

多吃些养阳、润燥、散寒的食物

冬至之后，饮食要注意多元化，谷、果、肉、蔬菜应合理搭配，并适当补充高钙食品，注重保护身体阳气，通过巧妙进补积蓄力量。另外，还可以多吃坚果，诸如花生、核桃、榛子和栗子等，冬天天气较冷，坚果属热性，吃坚果可以御寒，增强体质。

要增加维生素的摄取

冬季缺少蔬菜，容易导致维生素的缺乏，因此应该特别注意增加含维生素 C 的蔬果摄入。如白萝卜、胡萝卜、辣椒、土豆、柑橘、苹果等，还要增加肉类、蛋类、豆类等食物，以保证身体对维生素 A、维生素 B_1、维生素 B_2 等的需求。

养生提醒

冬至时节，应尤其注意保护身体的阳气，以抵抗严寒和各种疾病的侵袭。在疾病预防方面，主要是防止受季节性流感病毒的侵害，精心养护心脑血管病及其他慢性病患者的身体。冬至之后开始"进九"，更要加强御寒，可以在睡前进行泡脚按摩，有助于舒筋活血、预防疾病。

冬吃藏

糯米

又黏又糯，养胃补气

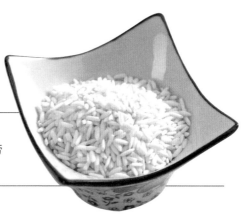

性味归经： 性温，味甘，归脾、胃、肺经
功　　效： 补中益胃，健脾补气，止汗，缓解疲劳
不宜人群： 胃溃疡患者不宜食用糯米及糯米制品

冬季多食糯米补胃气

　　冬季天气寒冷，胃气最易亏损，而《本草纲目》中提及，糯米是补脾胃、益肺气之谷。糯米能补养人体气血，滋养脾胃，尤其适于脾胃虚寒者。此外，糯米中还含有蛋白质、钙、磷、铁、烟酸等丰富营养，称得上是温补强壮的食品。

糯米藕

材料 • 莲藕 300 克，糯米 25 克。
调料 • 白糖 10 克，糖桂花适量。
做法

1. 莲藕去皮，洗净，沥干，切下藕节一端；糯米洗净，浸泡 4 小时后沥干。
2. 糯米中加入白糖拌匀，灌入藕孔中，将切下的藕节放回原位，用牙签固定。
3. 将藕段用大火蒸 1 小时，取出凉凉，切片，摆盘，撒上糖桂花即可。

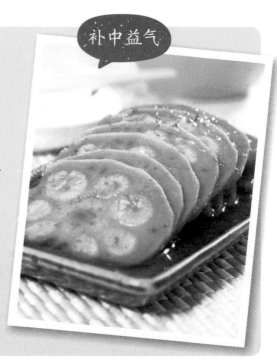

补中益气

糯米糍粑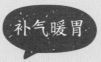

补气暖胃

材料 • 糯米 500 克，黄豆、花生仁各 50 克。

调料 • 红糖 100 克。

做法

1. 黄豆用粉碎机打成粉末，将黄豆粉放入炒锅中，微火翻炒至黄豆粉发黄变色，盛出。

2. 花生仁放入炒锅中，用微火翻炒至红衣开始脱落、花生仁颜色变黄，倒出，搓掉红衣后放入粉碎机中打成粉末，和黄豆粉放入大碗中，混合均匀备用。

3. 红糖中加入少许热水，用微火煮至红糖水微微黏稠，做成红糖浆备用。

4. 糯米洗净，用没过糯米的冷水浸泡 10 小时，捞出沥干，放入铺好屉布的笼屉中大火蒸 40 分钟。

5. 趁热将蒸好的糯米倒入大盆中，用饭勺碾压至糯米饭捣烂成团、完全没有米粒，米团变得非常黏。

6. 将做好的米团放在案板上，揉搓片刻，搓成乒乓球大小的球形，然后把搓好的小团放在黄豆与花生制成的混合粉中，裹满粉末后放入盘中。

7. 上桌前在糍粑团上淋上红糖浆即可。

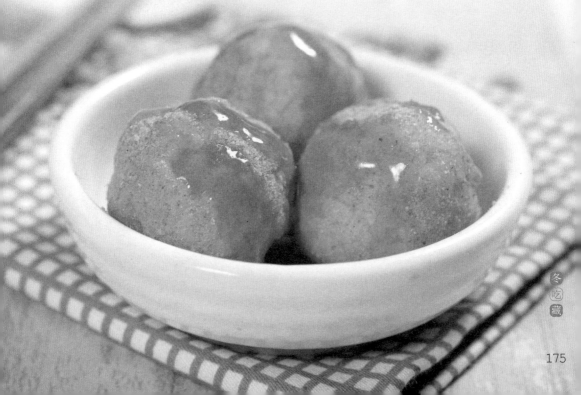

冬吃藏

黄豆

美味的"肾谷豆"

性味归经： 性平，味甘，归脾、大肠经

功　　效： 通便，降脂控糖，保护血管，补钙壮骨，健脑益智

不宜人群： 黄豆易产气，食积腹胀者不宜食用，否则会加重症状

多食黄豆补肾强体

中医认为黄豆是"肾谷豆"，具有很好的补肾强筋作用。豆类食品适合冬天补脾胃，尤其是食用有"豆中之王""植物肉"之称的黄豆，可清热、解毒，对于胃中积热、厌恶油腻有很好的疗效。

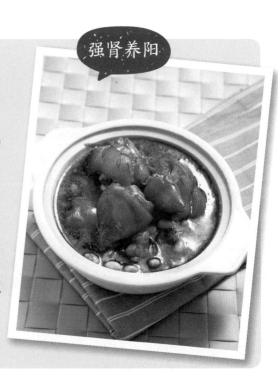

强肾养阳

黄豆炖猪蹄

材料 • 猪蹄150克，水发黄豆50克。

调料 • 酱油、料酒各15克，葱末、姜片各5克，胡椒粉、盐各2克，植物油适量。

做法

1. 猪蹄洗净，剁块，加料酒焯去血水；黄豆洗净。

2. 油锅烧热，爆香姜片，放猪蹄块爆炒，加黄豆、酱油、盐和清水煮沸后转小火煮熟，调入葱末、胡椒粉即可。

黄豆排骨汤

补骨益肾

材料 • 黄豆 250 克，猪排骨 500 克。

调料 • 盐、黄酒、葱白、植物油各适量。

做法

1. 黄豆洗净，用水浸泡 1 个小时，控干备用；猪排骨洗净，切成小块。

2. 锅置火上，放入适量油，烧热后，放入葱白，倒入排骨，翻炒 5 分钟，加入黄酒和盐，焖烧 8 分钟，至出香味时盛入大砂锅。

3. 大砂锅中加入黄豆和清水，水以浸没为度，大火烧开后，再调入黄酒，然后用小火慢煨 3 小时，至黄豆排骨均已酥烂即成。

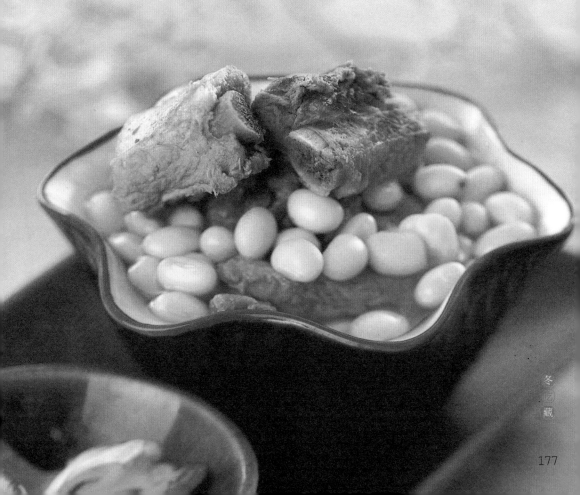

冬⊙藏

猪肉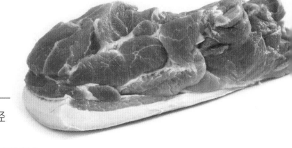

补血暖身
不怕冷

性味归经： 性平，味甘、咸，归脾、胃、肾经
功　　效： 强身健体，补血养血，滋阴润燥
不宜人群： 糖尿病、肥胖人群及血脂较高者不宜多食

冬季适量多食猪肉可补充热量

冬季天气寒冷，可适量食用猪肉等富含完全蛋白质和脂肪的肉类食物，可完成人体日常生活的能量供给，尤其是精猪瘦肉的蛋白质可补充豆类蛋白质中必需氨基酸的不足；而脂肪含量丰富的肥猪肉可提供人体热量；猪肉的维生素 B_1 含量高，能消除人体疲劳，还能维持神经系统健康；猪肉还可为人体提供血红素铁和促进铁质吸收的半胱氨酸，这些物质可有效改善缺铁性贫血。

炒三丁

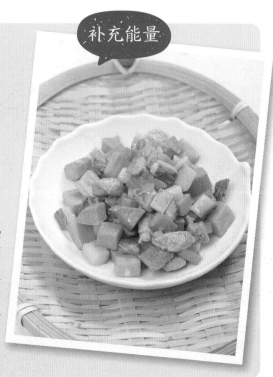

补充能量

材料 • 胡萝卜100克，猪肉、黄瓜各60克。

调料 • 葱、姜、花椒面、盐各适量。

做法

1. 将胡萝卜洗净，切成小丁；猪肉洗净，切成小丁；黄瓜洗净，切成小丁。

2. 锅置火上，放入适量油，待油烧热后，下入胡萝卜丁、葱、姜、花椒面翻炒，待胡萝卜微黄八成熟时，放入猪肉丁克继续翻炒。

3. 待肉熟后，加入黄瓜丁及盐，略炒片刻即可。

红烧肉

改善缺铁性贫血

材料 • 五花肉 250 克。

调料 • 桂皮、干红辣椒各 5 克，姜片、葱段、生抽、老抽各 5 克，冰糖 4 克，料酒 10 克，八角 1 个，香菜段少许，植物油适量。

做法

1. 把五花肉稍煮，取出冲洗，沥干，切方块，入煎锅慢煎至表面呈金黄色。

2. 锅里倒油，倒入冰糖小火炒化成糖浆，倒入肉块，使肉都裹上糖色。

3. 加姜片、葱段、桂皮、八角、干红辣椒、料酒、生抽、老抽和适量温水大火煮开，转小火慢炖 50 分钟，中间用铲子翻动一下肉块，转大火收汁，撒香菜段即可。

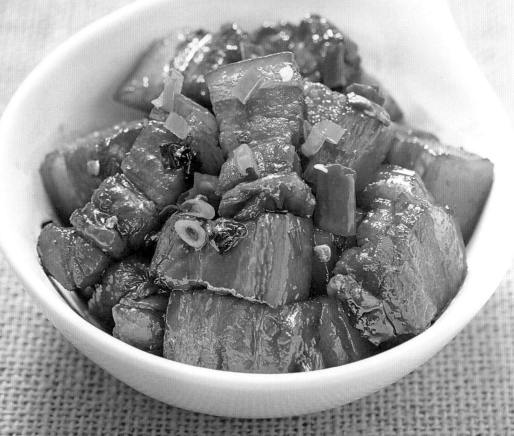

冬吃藏

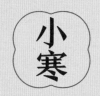

小寒

养肾防寒，保暖喝粥

每年1月4日、5日或6日小寒。

小寒气候：小寒是二十四节气中的第二十三个节气，是干支历子月的结束以及丑月的起始；太阳位于黄经285°，标志着气候开始进入一年中最寒冷的一段日子。

小寒三候：一候雁北乡；二候鹊始巢；三候雉始雊。

饮食温补忌燥热、忌寒凉

冬季是四季进补的最佳时机，更是补肾的最佳时机。冬季可多食用山药、黑豆等养肾食物；冬季多寒，宜食温性食物。煎、烤、炸等燥热食品应当少吃。冬季饮食不当会导致人体阳气损伤，冬天，人的脾胃功能相对虚弱，若再食生冷及寒凉性食物，易损伤脾胃阳气，因此冬天要少食生冷食物。

多苦少咸养心气

冬季饮食养生遵循"少食咸、多食苦"的基本原则，以"藏热量"为主。冬季进补可将食补、药补相结合，以温补为宜，小寒之时可多吃羊肉、水鱼、鸡肉、香菇、柚子、大枣、核桃仁、花生、怀山药、莲子和栗子这些养心、养胃的食物。

养生提醒

小寒养生应顺应自然界收藏规律，注意收藏阴精，使精气内聚，以润五脏。小寒时节，天气寒冷干燥，为保证身体健康，在此节气里可以根据自身体质选择一些温补的食材来滋补强身。同时，应注意保持气血通畅，防止心脑血管疾病的病情加重，积极锻炼身体，增强抵抗力。

花生

冬吃花生暖洋洋

性味归经： 性平，味甘，归脾、肺经
功　　效： 抗衰老，止血，健脑益智，润肠通便
不宜人群： 患胆道疾病或胆囊切除以及肠胃功能不好的人，血黏度增高、有血栓的人不宜多食

冬季食花生养护血管

花生富含蛋白质和脂肪，特别是不饱和脂肪酸含量很高。冬天多食花生，可使肝内胆固醇分解为胆汁酸，促进排泄，降低血中胆固醇含量，预防动脉粥样硬化；还可强化血小板、提升造血功能，预防贫血；对预防脾胃病症，效果也很好。

养生提醒

花生吃法很多，以水煮食用最好。水煮花生保留了花生中的植物活性成分，有抗癌防病的效果，也易于消化吸收，并且不会像炒花生那样容易上火。

补充体能

剁椒花生仁

材料 ● 鲜花生仁 80 克，剁椒 50 克。
调料 ● 盐、香油、生抽、花椒油各适量。
做法
1. 将花生仁泡软，放入沸水中焯至断生捞出，冷却。
2. 冷却后装盘，加剁椒、盐、香油、花椒油、生抽拌匀即可。

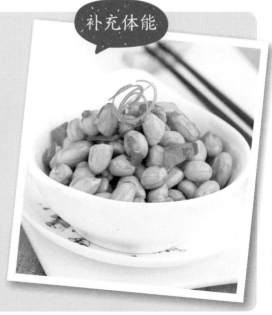

羊肉

冬天常喝羊肉汤，不找医生开药方

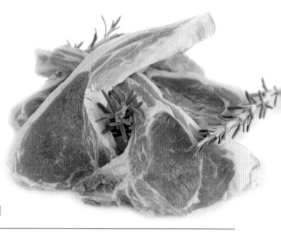

性味归经： 性温，味甘，归脾、胃、肾经
功　效： 补气滋阴，暖胃祛寒，补肾壮阳
不宜人群： 发热患者不宜食用，否则易加重病情

冬天吃羊肉最滋补

　　冬季，人体阳气潜藏于体内，容易出现手足冰冷、气血不畅的情况，羊肉性温，可补肾、祛寒、温补气血，冬天适当多吃能帮助抵御风寒。适时来一碗羊肉汤，可以很好地补益气血。

清炖羊肉

材料 • 羊肉 75 克，白萝卜 200 克。
调料 • 葱段、姜片、花椒、盐、香油各适量。

做法

1. 羊肉和白萝卜分别洗净，切块。
2. 砂锅加适量水，将羊肉、白萝卜块、葱段、姜片、花椒放入，煮开后改小火炖至肉烂，加盐和香油调味即可。

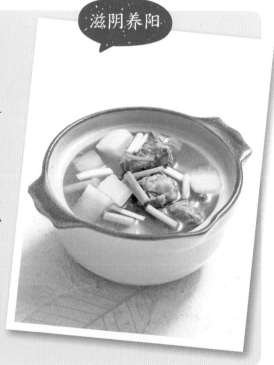

滋阴养阳

白萝卜羊肉蒸饺

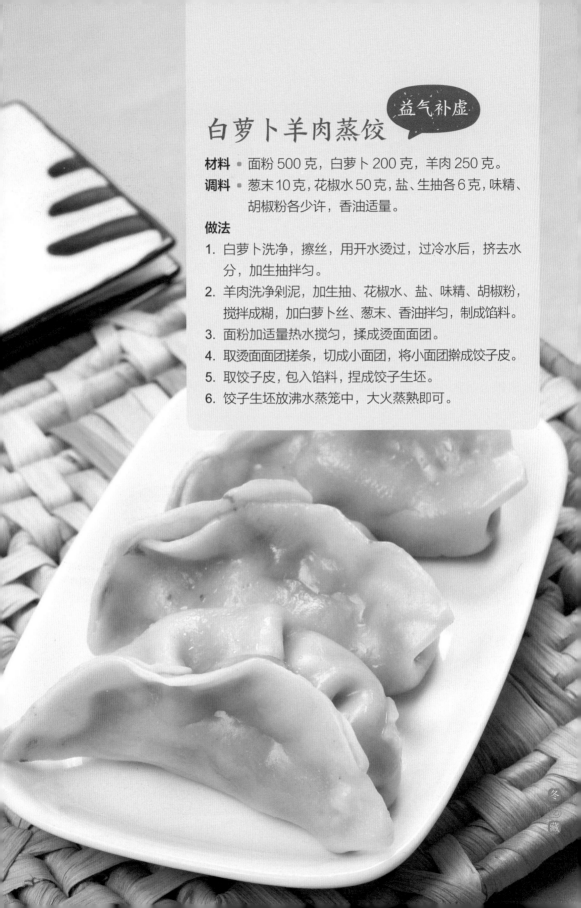

益气补虚

材料 ● 面粉 500 克，白萝卜 200 克，羊肉 250 克。

调料 ● 葱末 10 克，花椒水 50 克，盐、生抽各 6 克，味精、
胡椒粉各少许，香油适量。

做法

1. 白萝卜洗净，擦丝，用开水烫过，过冷水后，挤去水
   分，加生抽拌匀。

2. 羊肉洗净剁泥，加生抽、花椒水、盐、味精、胡椒粉，
   搅拌成糊，加白萝卜丝、葱末、香油拌匀，制成馅料。

3. 面粉加适量热水搅匀，揉成烫面面团。

4. 取烫面面团搓条，切成小面团，将小面团擀成饺子皮。

5. 取饺子皮，包入馅料，捏成饺子生坯。

6. 饺子生坯放沸水蒸笼中，大火蒸熟即可。

冬之藏

鹌鹑蛋 动物中的人参

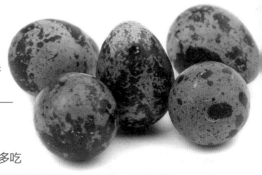

性味归经： 性平，味甘、淡，归脾、肾经
功　　效： 健脑益智，降压控糖，强筋健骨
不宜人群： 鹌鹑蛋胆固醇含量高，动脉硬化者不宜多吃

补肾，健腰膝

鹌鹑蛋是滋补食品，被认为是"动物中的人参"，有益气补肾、健腰膝的功效，适用于气虚乏力、肾虚腰酸、遗精、头晕眼花、心悸失眠等病症。

养生提醒

鹌鹑蛋中的磷脂含量高于鸡蛋，所以孕妈妈及大脑正在发育的孩子可以适量多吃。

健脑强身

香菇烧鹌鹑蛋

材料 • 水发香菇250克，鹌鹑蛋10个。
调料 • 酱油、水淀粉、料酒、鲜汤、姜粉、香油、味精各适量。

做法

1. 香菇洗净，切四半，在开水中焯熟；将鹌鹑蛋煮熟，取出过凉开水，剥去皮，加适量酱油腌好，放入油锅中炸至橘红色，捞出控油。
2. 锅置火上，倒入鲜汤、鹌鹑蛋、酱油、料酒、姜粉、味精、香菇块烧开，改小火烧入味，用中火收汁，水淀粉勾芡，淋上香油炒匀即可。

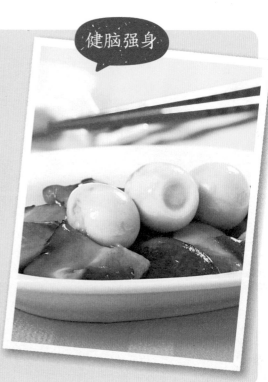

鹌鹑蛋红烧肉

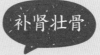
补肾壮骨

材料 • 五花肉 200 克，鹌鹑蛋 5 个。

调料 • 冰糖、生抽各 4 克，老抽 2 克，葱段、姜片各 5 克，植物油适量。

做法

1. 鹌鹑蛋洗净，煮熟，去壳；五花肉洗净，切小块，焯烫去血水，捞出。

2. 锅置火上，倒油烧热，加入五花肉炒出油后，加入冰糖上色，加老抽、生抽、葱段、姜片，加水，倒入砂锅，用中火煮 50 分钟，加入鹌鹑蛋煮至收汁即可关火。

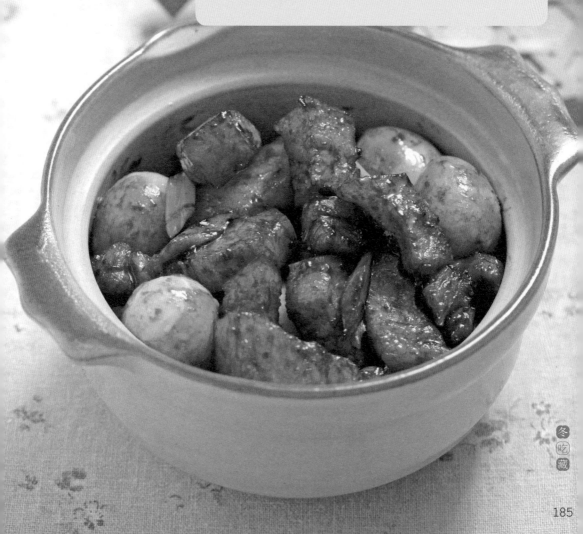

冬吃藏

香菇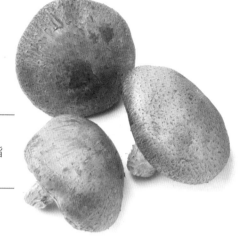

补肾健脾
的山珍

性味归经： 性平，味甘，归脾、胃经

功　　效： 提高免疫力，延缓衰老，抗癌，降压降脂

不宜人群： 香菇中嘌呤含量高，痛风患者不宜多食

冬天多食香菇，补充维生素 D

冬日寒冷，人们接受日照的时间比较少，所以通过日照获取人体所需的维生素 D 相对有限。食物是获取维生素 D 的一个重要手段，香菇中含有的麦角固醇，可以在人体内转化成维生素 D。

板栗炒香菇

材料 • 水发香菇片 200 克，板栗肉 30 克，油菜段 50 克，鸡蛋 1 个。

调料 • 葱花、姜片、蒜片、淀粉各 5 克，高汤 20 克，盐 3 克，水淀粉 15 克，胡椒粉、香油各少许，植物油适量。

做法

1. 水发香菇片用鸡蛋液、淀粉拌匀。

2. 板栗肉洗净，切片，放入开水中煮至六成熟，捞出，沥干。

3. 油锅烧热，下香菇片滑油至微黄，盛出，原锅倒油烧热，放板栗片、油菜段、香菇片、葱花、姜片、蒜片炒几下，加高汤烧开，放盐、胡椒粉调味，用水淀粉勾薄芡，淋上香油即可。

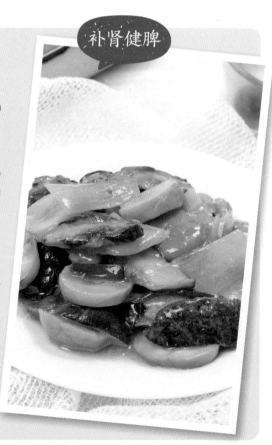

补肾健脾

松仁香菇

健脾开胃

材料 • 香菇 300 克，松仁 20 克。

调料 • 甜面酱 10 克，白糖 5 克，盐 2 克，香油 5 克。

做法

1. 香菇浸泡，洗净，挤去水分，去蒂，待用。

2. 炒锅置火上，倒油烧至五成热，放入香菇过油，捞出沥油；锅留底油，放入松仁用小火煎黄，捞出沥油。

3. 锅留底油，倒入甜面酱煸炒片刻，调入白糖、盐及香菇翻炒均匀，加适量清水改中火烧沸，放入松仁炒匀，收干汤汁，淋入香油即可。

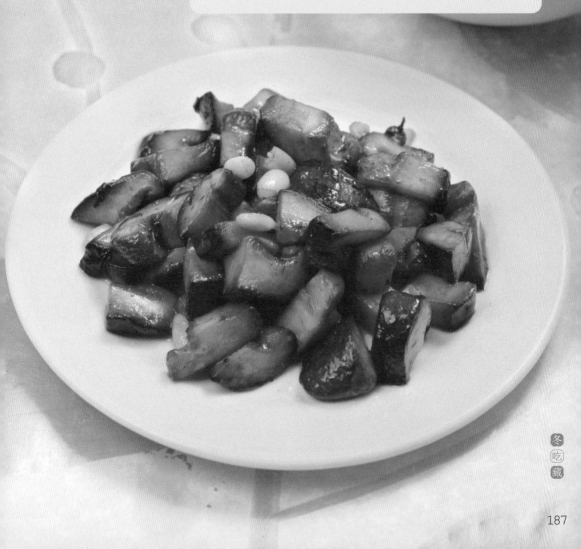

冬吃藏

大寒

温补防风邪、抗严寒

每年 1 月 19 日、20 日或 21 日大寒。

大寒气候：大寒是二十四节气中的最后一个节气。此时，天气寒冷到极点，寒潮南下频繁，是我国大部分地区一年中最冷的时期，风大、低温、地面积雪不化，呈现出冰天雪地、天寒地冻的严寒景象。

大寒三候：一候鸡乳；二候征鸟厉疾；三候水泽腹坚。

进食少量辛温食物

在一年内最冷的时节，饮食中适当增加富含碳水化合物和脂肪的食物，此外，寒气容易刺激脆弱的呼吸道，引发呼吸系统疾病，此时应多食用一些能驱风寒的食物，以防御风邪的侵扰，以温补为主，不妨多食用红色蔬果及辛温食物，如红辣椒、红枣、胡萝卜、苹果等。

最冷时节要"藏热量"

大寒时节养生的基本原则应以"藏热量"为主，植物的根茎是蕴藏能量的仓库，多吃根茎类的蔬菜，如芋头、山药、红薯、土豆、南瓜等，它们富含淀粉及多种维生素和矿物质，可快速提升人体的抗寒能力。

养生提醒

古人讲养生"冬练三九，夏练三伏"，其实指的是练内功，就是静坐或者站桩，达到身热、经络通畅的效果。为什么冬天要在三九练功呢？因为在冬至阴气达到最盛，阳气开始萌动升发，在阴阳交替、阴阳初生的时候练功才能达到滋阴、壮阳的效果。人体变化也是与自然同步的，冬季时节大自然收引阳气，人体的阳气也是向内敛藏的，使气充于体内而聚集。但是要注意，冬季练功运动不要大汗淋漓，否则就是耗气了。

茶树菇 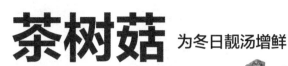为冬日靓汤增鲜

性味归经：性温，味甘，归脾、胃经
功　　效：健脾止泻，补肾滋阴，防癌抗癌
不宜人群：痛风、尿酸过高者

冬天多食茶树菇可养脾

茶树菇高蛋白、低脂肪，集营养、保健、理疗于一身。可以健脾胃，提高人体免疫力，尤其对肾虚、尿频、水肿、风湿有一定疗效，被人们称为"中华神菇"。

茶树菇老鸭汤

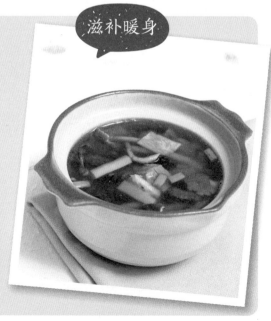

滋补暖身

材料 • 茶树菇、火腿各20克，老鸭1只，冬笋10克。

调料 • 盐3克，大葱、姜各6克。

做法

1. 茶树菇泡发、洗净；火腿切片；大葱洗净、切段；姜洗净、拍散；冬笋洗净、切段；老鸭洗净，切块，焯水。

2. 砂锅加入清水，放入做法1中的所有材料小火炖3小时后，加盐即可。

冬吃藏

海参 珍贵的"百补之王"

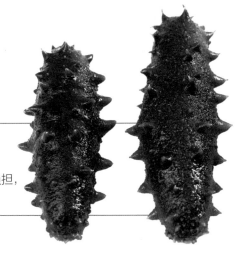

性味归经： 性温、味甘咸，归心、脾、肾经
功　　效： 补肾壮阳，滋补强身，预防贫血
不宜人群： 为了避免海参中过多的蛋白质加重肾脏负担，
　　　　　　老年人不宜过多食用

肾阴肾阳双补之品

海参有补肾益精、除湿壮阳、养血润燥的作用，为肾阴肾阳双补之品。从营养学角度看，海参中微量元素铁的含量丰富，可参与血液中铁的输送，增强造血功能，预防贫血。

党参枸杞焖海参

材料 • 水发海参300克（焯烫），党参
　　　片、枸杞子各10克。
调料 • 植物油、葱段、酱油、料酒、盐、
　　　水淀粉各适量。

做法

1. 党参片、枸杞子洗净，蒸熟备用。
2. 锅内倒油，炸香葱段，放入海参，加入料酒、盐、酱油，将党参和枸杞子倒入，加水淀粉勾芡即可。

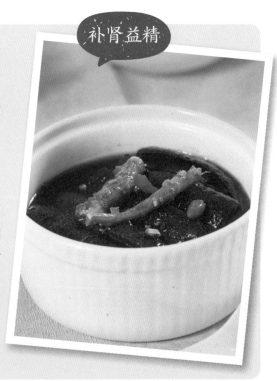

补肾益精

海参芹菜粥

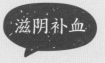

材料 • 干海参 50 克，芹菜 30 克，大米 100 克。

调料 • 盐、姜丝各 3 克。

做法

1. 干海参泡发，洗净，切小块；将大米洗净，用水浸泡 30 分钟；芹菜洗净后切末。

2. 锅内加适量清水烧开，加入大米，大火煮开后转小火煮 30 分钟，放入姜丝、海参块和芹菜末煮熟，加盐调味即可。

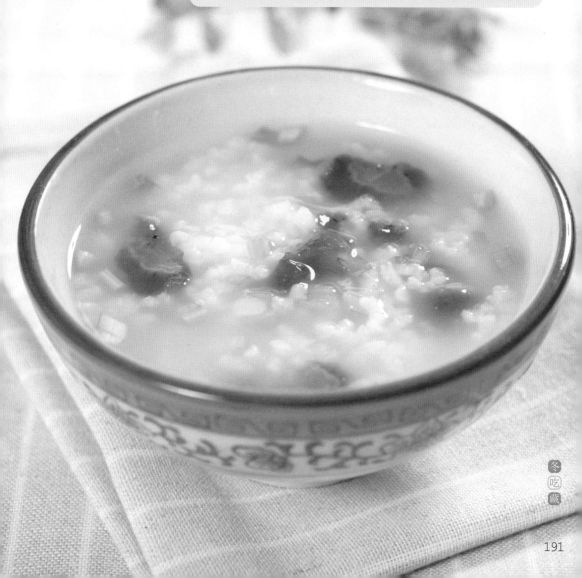

冬吃藏

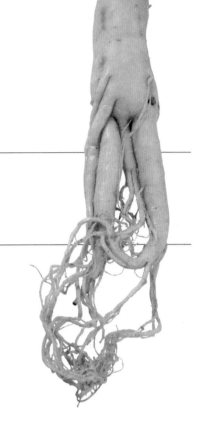

人参

冬日进补
最佳食材

性味归经： 性微温、味甘苦，归脾、肺经

功　　效： 大补元气，补脾益肺，生津止渴，安神益智

不宜人群： 人参有中枢神经兴奋作用，不适合失眠患者食用

冬季适量食用人参可增强机体免疫力

根据中医"虚则补之，寒则温之"的原则，冬令进补可平衡阴阳、疏通经络、调和气血。尤其是体弱者和老年人，由于机体功能减退，在寒冷季节，更宜进行食补。适量食用人参对增强免疫功能，促进病体康复有很好的功效。

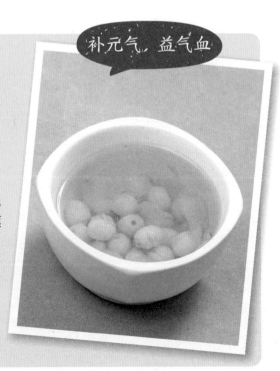

补元气 益气血

人参莲肉汤

材料 • 人参10克，莲子20克。

调料 • 冰糖5克。

做法

1. 莲子洗净，浸泡4小时。

2. 将莲子与人参、冰糖一起放入炖盅内，加开水适量，用小火隔水炖至莲肉熟烂即可。